AF579584

ANGÈLE

OU L'ENFANT MÉDECIN SANS LE SAVOIR

DESCRIPTIONS SATIRIQUES

DE

QUELQUES PÉCHÉS MIGNONS

Et des Conséquences qui en résultent

Par G. DORSO

MÉCANICIEN-MODELEUR DES ARTS INDUSTRIELS
ET LAURÉAT, ETC.

PARIS
Librairie universelle de GODET Jeune
Place des Victoires, 9,
ET CHEZ LES PRINCIPAUX LIBRAIRES

1877

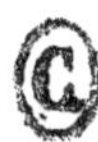

SOMMAIRE

DES TROIS PARTIES

PREMIÈRE PARTIE. — **Dissertations.**

Indication des moyens propres à développer l'intelligence des personnes de toutes les classes de l'échelle sociale.

Récit d'Alidza, démontrant ce qu'étaient les fameux Romains au Ier siècle avant l'ère vulgaire ; les tactiques qu'ils employaient pour vaincre leurs adversaires, et comment ils furent exterminés en l'an 64 de notre ère, en Mauritanie (Algérie).

IIe PARTIE. — **Élégie.**

Discours d'Angèle (héroïne du poème), démontrant que l'amour filial peut enfanter des prodiges dans un moment de détresse sociale, survenue par accident.

Elle guérit, par inspiration, sa mère adoptive atteinte d'*atrabile,* maladie terrible appelée *bile noire.*

Puis, le mal physique étant détruit, il fallait encore relever son moral fortement affecté ; alors, pour réjouir son cœur et fortifier son âme, elle lui récite l'anecdote suivante.

IIIe PARTIE. — **Éthopée.**

Histoire édifiante d'une *mère* délaissée avec ses deux garçons par leur *père,* qui, pour palper une grosse *dot,* anoblit une riche héritière, en abandonnant ses propres enfants.

Mais cette dernière étant philanthrope, amène adroitement son mari à les adopter comme siens; puis, l'épouse anoblie achète un château éloigné pour faire élever confortablement ses deux fils, sous l'œil de leur véritable mère.

Trait sublime d'abnégation de part et d'autre.

ÉPILOGUE

Angèle, après ce récit, explique à sa mère comment on devient savant, en faisant la comparaison de l'instinct du pivert, qui brise des tringles de fer posées sur son nid, avec l'intelligence naturelle des êtres humains.

REMPLISSAGE DU FAUX-TITRE

Je propose de supprimer *tout* ce qui est *faux ;* car enfin, pourquoi glisser des inutilités dans les livres, dans les lois, et ailleurs ?

Un faux-titre donne-t-il plus de valeur aux livres ?

Non, certes, pas plus qu'aux êtres vivants, s'ils sont des inutiles. Or, utilisons donc ce feuillet blanc du faux-titre à quelque chose.

Dilemme.

Notre patrie vient d'être mise à deux doigts de sa perte, parce que le second Empire, voulant *gorger* ses coryphées, s'est imposé arbitrairement en *égorgeant* la République de 48 par ce qu'on appelle un Coup d'Etat ; mais ce troisième César, *sauteur* de *Rubicon*, se mit si niaisement dans une position *intenable*, qu'il se vit forcé de sortir violemment de ce bourbier financier par un SECOND COUP..... de *Waterloo;* car toutes les caisses publiques étant vides, par sa faute, il lui fut démontré qu'il ne pouvait plus trôner que jusqu'au mois d'octobre 1870, sans être contraint à déclarer *faillite !...* et de sauter le Pas-de-Calais pour aller rejoindre son prédécesseur Philippe, mais qui pourtant n'a pas gaspillé si inconséquemment nos fonds que ce dernier sauteur.

Châtiment.

Voilà l'Hydre au gros nez, des pompeux gaspillages,
Dont Thémis, tôt ou tard, punit les Sautillages.

Aujourd'hui, cette hydre insatiable est devenue une PIEUVRE, aux cent mille suçoirs, qui suce le sang national jusqu'à la dernière goutte, parce qu'on voudrait que la troisième République fît aussi banqueroute, pour être son égale (dans son genre).

Non ! non ! elle ne le suivra pas sur cette pente fatale, car ce sauteur parjure, en se faisant nommer Empereur, a dûment démontré qu'il s'était affublé d'un faux titre..... que Némésis supprima....., mais, hélas ! pas avec enchantement. Je ne suis donc pas l'inventeur de la suppression des faux titres.

Or, de deux choses l'une : Ou laisserons-nous sottement périr notre nationalité dans des embarras inextricables ; ou devons-nous plutôt régénérer notre patrie morcelée ?

Voilà le dilemme; mais le nœud est facile à dénouer.

Commençons donc par montrer l'exemple des vertus civiques, et ensuite, nous démontrerons ce qu'il faut faire pour régénérer efficacement notre patrie, menacée de calamités.

On a répété plus de mille fois ce mot : Régénération ; on a crié par dessus les toits qu'il fallait régénérer la France ; mais depuis six ans, personne n'a présenté un seul moyen pouvant même faire espérer qu'on pourra arriver à un commencement de solution.

Nous glissons sur une pente fatale, avec une double dette publique et municipale de 34 milliards sur le dos, et qui nous conduira à la plus grande des catastrophes.

Il faut donc arrêter tout court la marche alarmante de cette triple décadence financière, industrielle et *hyménéenne*.

Eh bien ! en fait de régénération *complète*, on proposera l'année prochaine un moyen sérieux, très-pratique, et qui pourra être mis de suite à exécution.

Mais, arrêtons-nous ici ; cet ouvrage n'est fait que pour préparer l'esprit public aux grandes œuvres nationales qui doivent paraître dans quelques mois.

Seulement, les vrais patriotes savent que nous avons des ennemis (à l'intérieur) qui vont s'opposer à cette rénovation nationale par pure jalousie de parti.

Nous le savons, et c'est pour ce motif que nous allons les fustiger comme ils le méritent triplement, avant d'arriver aux discours d'Angèle, « *qui vont démontrer la puissance des vertus civiques*, et qu'on aimera sans doute à relire.

Observation. — Après ce petit préambule, je devais insérer l'*Index de* 1876, récit historique indiquant la source de nos maux privés et de nos malheurs publics, mais ayant consulté des amis sincères, ils m'ont dit : Non ! pas cette année ; gardez cet index qui servira de préface aux grandes discussions d'intérêts généraux ayant trait à la rénovation nationale, qui aura lieu l'année prochaine.

EXORDE DÉDICATOIRE

Marseillais !

Je vous offre la primeur de mon ouvrage littéraire pour plusieurs motifs, que je vais vous expliquer.

Vos dernières élections municipales ont ému tous les cœurs bien pensants de notre patrie morcelée, parce que les bons citoyens voient en vous des patriotes sincères.

Votre antique cité est la troisième ville de France par sa population, mais elle n'est pas la troisième cité dans la marche progressive des institutions qui nous régissent actuellement.

Honneur donc à votre dévouement à la cause du *Res Publica*, dont les peuples Européens et des Amériques auront pour vous une éternelle reconnaissance.

En récapitulant les hauts faits de votre histoire, on trouve d'abord, à la première page, les faits remarquables qui suivent.

Dès l'an 360 avant notre ère, Marseille était déjà en pleine prospérité par son commerce maritime qui s'étendait dans tous les ports de la Méditerranée.

Puis, après avoir planté la vigne et cultivé l'olivier, votre municipalité propagea la civilisation progressive dans toutes les Gaules, et qu'on accepta comme un bienfait.

Vos édifices équivalaient à ceux de la Grèce, et vos écoles d'alors rivalisaient avec celles de cette nation, devenue célèbre par le génie de ses valeureux citoyens.

A ces hauts faits de l'antiquité, il faut encore ajouter celui-ci :

En l'an 330 (avant notre ère) le Marsaillais Pythéas, après avoir fait un premier voyage à Thulé, devint, par son propre génie, le plus habile astronome de son temps.

Il détermina avec précision la situation latitudinale de sa patrie sur la terre, avant d'entreprendre son deuxième voyage au long cours. Alors, sûr de lui-même, il remonta l'Océan jusqu'au cercle polaire, voyage hardi que, 1030 ans avant lui, les Argonautes n'avaient osé tenter, tant ils redoutaient le danger.

Mais Pythéas, plus convaincu par ses études, reconnut d'abord l'existence de la mer Baltique, les marais de Finlande, et, revenant sur ses pas, poussa une pointe jusqu'au cercle polaire, où il rencontra des glaçons qui barrèrent son passage.

Pendant ce voyage, son compatriote Euthymême reconnaissait l'embouchure du fleuve Sénégnal (en Afrique).

Voilà une des pages de votre histoire ancienne, qui n'est pas la moindre des célébrités de ce genre; et vous, Marseillais, en voulant suivre la tradition de vos ancêtres, vous avez pris plaisir à vulgariser l'hymne sublime de Rouget de l'Isle en 1792, et cette propagation fait honneur à votre réputation, car sans votre enthousiasme naturel, ce chant guerrier serait, sans nul doute, resté dans le néant.

Mon premier devoir est donc de vous offrir la *primeur* de mon travail littéraire, en attendant les autres travaux, d'un ordre plus matériel; comme vous le verrez plus loin.

Je vous le dois, pour quatre motifs bien déterminés.

Le *premier*, parce que vous représentez l'emblème du patriotisme ardent, qui est vraiment incarné dans tout notre être.

Le *second*, parce que vous n'avez jamais failli à la cause du *Res Publica*, que vos pères ont affermie, comprenant bien sa valeur sociale.

Le *troisième*, parce que vous venez de donner le plus sublime exemple du principe de l'électorat, en votant tous, comme un seul homme de cœur, qui sait comprendre les intérêts sacrés d'une nation de trente-six millions d'habitants.

Et par votre vote unanime, vos Conseillers républicains ont été tous élus au premier tour de scrutin.

Le *quatrième* enfin, parce que le dénouement du poème proposé s'est passé dans votre ville, renfermant le premier port de notre nation.

Aussi, vous comprendrez plus tard combien je fus agréablement ému en voyant votre constante fidélité à la République, qu'ensemble nous révérons en la servant, tant nous sommes *tous* convaincus qu'avec elle, et seulement avec elle seule, il est possible de régénérer efficacement notre patrie.... en réparant les désastres et les humiliations que les autres régimes vermoulus nous ont fait éprouver.... depuis le 18 brumaire, et *encore* après avoir fait verser *inutilement* des torrents de sang humain.

Je voulais réserver cette publication pour le mois de mai prochain (époque des grandes entreprises), et cela, en vue de donner une première pièce à lire au public, pour occuper son esprit progressif, en attendant la vulgarisation des autres ouvrages mécaniques, industriels et architecturaux, ayant une importance élevée, comme vous le verrez, et alors je dis :

PREMIER POINT.

Votre dernière élection ne me permet pas de vous faire attendre plus longtemps l'*énoncé* de vos espérances. Vous verrez par mes travaux (*ayant exigé vingt-neuf ans d'études*) et ceux de nos amis, que la troisième République va faire passer d'un seul coup notre patrie au premier *rang* des nations industrielles de l'Europe !... ce qui n'est pas peu dire, penserez-vous.

Oui, c'est vrai, la tâche est rude ; mais préparez-vous à voir de grandes choses paraître l'année prochaine, surtout à l'Exposition de 1878.

DEUXIÈME POINT, et j'ajoute :

Je viens de lire dans les journaux que vos députés demandent le dégrèvement contributif des sucres et des savons, une des grandes branches industrielles de votre pays.

Eh bien, je vous affirme qu'en ce moment les octrois des villes au-dessus de 10,000 habitants seraient déjà supprimés entièrement, si les politiciens de Paris avaient voulu nous seconder (sans bourse délier)...., car les entrepreneurs de cette grande œuvre nationale s'engageaient à fournir aux municipalités urbaines une somme d'argent équivalente à la recette actuelle des octrois.

Jugez du reste... par la grandeur de cette première entreprise. Aussi, cette seule citation fait comprendre quel doit être le degré de la grosse dose d'indignation que des hommes honnêtes doivent éprouver, surtout après avoir tout sacrifié pour rendre d'éminents services à leur pays.

Marseillais ! les octrois sont, comme vous le savez, les instigateurs de la fraude et les pourvoyeurs des prisons. Vouloir fournir le moyen de les supprimer paraîtra peut-être exagéré ; il n'en est rien, croyez-le, car j'ai la certitude matérielle de cette possibilité, et c'est pour résoudre promptement ce problème que je serai heureux de pouvoir m'adjoindre votre concours, vous, patriotes zélés, toujours prêts à monter à l'assaut les premiers, quand il s'agit de vaincre un ennemi dangereux, ou d'avancer pour empêcher la continuation d'un système fiscal si préjudiciable au commerce et surtout aux travailleurs. Car enfin, du moment qu'on fournira une recette équivalente sans toucher aux autres impôts, je ne vois pas pourquoi on s'opposerait à la mise en pratique de cette importante amélioration, ayant pour but de rendre les populations urbaines heureuses, et d'empêcher aussi des milliers de flétrissures par année.

Maintenant, nous allons faire connaissance ensemble, car c'est au pied du mur où l'on connaît le bon maçon..., et ce proverbe-là n'est pas faux.

PREMIÈRE PARTIE

Quels sont les devoirs du bon citoyen ?

Il doit commencer à montrer l'exemple du sublime en décrivant les grandes actions des peuples qui nous servent de modèles.

Il doit instruire ses concitoyens par ses écrits, d'une utilité attrayante, tendant à fortifier leur patriotisme et leur esprit.

Mais il doit encore mieux se livrer à des travaux rénovateurs ayant pour but d'élever le rang de sa patrie, si elle a été amoindrie et humiliée par des malheurs réels ou fautifs.

Or, remontons à l'origine des grandes actions civiques.

I.

La République grecque a vécu 500 ans, et pendant cette période mémorable, ce peuple portait tout au sublime.

Aussi, sa prospérité était devenue si attrayante, qu'elle donna le vertige aux fameux Romains ; à ceux-là qui ne savaient que tuer leurs semblables, pour s'approprier leurs biens.

Mais que sont-ils devenus ces Romains ? on ne le sait que trop peu.

Enfin, passons outre, et disons : Les modernes Européens se sont mis sous le joug littéraire des anciens Grecs ; d'abord, en copiant leurs ordres d'architecture ; puis en leur empruntant les trois quarts des mots de leur langue pour enrichir la nôtre et les autres.

Le bel ordre corinthien règne en souverain maître dans nos monuments, parce que nos architectes n'ont rien trouvé de plus beau, et de plus gracieux.

Pendant les trois siècles avant notre ère, les Grecs républicains ont fait des prodiges de valeur de toute sorte, et ils ont dit :

« Nous allons faire quelque chose de tellement beau, que, dans « 2,000 ans d'ici, les peuples de ces époques seront forcés de nous « copier...., parce qu'ils ne trouveront *rien* de plus harmonieux « dans leurs arts, ni rien de plus sonore dans leur langage... »

Est-ce vrai ?... C'est même incontestable ! Est-ce tout ? Non, il y a encore autre chose à dire. Dans nos écoles supérieures, les professeurs font chaleureusement l'apologie des grandes actions qui se sont accomplies sous les républiques grecques, et romaines aussi; mais nos précepteurs mystiques, et autres personnages, font une guerre acharnée au *Res Publica* moderne, parce qu'ils ont peur que la deuxième République du XIXe siècle gouverne mieux que leurs monarques chéris qui les ont institués ce qu'ils sont.

Oui, ils font l'éloge des grandes actions des Républiques de l'antiquité, mais ils enrayent les Républiques modernes, et ils osent dire, qu'ils instruisent sérieusement les nouvelles générations, quand, au contraire, ils s'appliquent à fausser l'instinct naturel des adultes qui, en sortant des écoles congréganistes et supérieures, ont la tête bourrée de thèses superflues qui leur font perdre inutilement leur temps, puisqu'ils ne s'en servent ni dans la vie privée, ni même dans la vie politique.

Par exemple, pourquoi faire apprendre le latin dans les lycées, puisque, sorti de là, on ne s'en sert plus.

Ah! pardon, je me trompe, on s'en sert... (du latin) pour glisser dans un rapport particulier, ou dans une lettre intime, cette louche expression: *sic vos non vobis,* ce qui veut dire en terme amphigourique, *c'est vous,* mais ce *n'est* pas *vous*; c'est-à-dire: c'est bien *vous* qui l'avez fait ou créé, mais ce n'est pas vous qui en profiterez.

Réponse: mais, alors, vous voulez donc lui *chiper* ce qu'il a fait.

Voilà à quoi sert le latin..... Ah! latinistes du diable! vous irez rejoindre les Romains dans le Styx.

C'est tout simplement un mot d'ordre donné en certains lieux, car on dit aujourd'hui: Nul n'est prophète en son pays. Et d'autres ajoutent! Oh! d'ailleurs, ce n'est jamais celui qui, le premier a fait, quelque chose d'utile, qui en profite.

Et je puis vous parler à bon escient, car j'ai été pris au piége, aussi, puis-je en parler par expérience.

Il faut mettre ces castes-là en jugement, afin que les débats (judiciaires) révèlent les roueries corruptrices qui fourmillent en plusieurs *endroits*, et ces débats, apprendront bien autre chose.

En attendant, nous dirons: Citoyens honnêtes! défendez qu'on apprenne le latin à vos enfants dans les collèges; défendez également que l'on fatigue inutilement le cerveau de vos enfants dans la deuxième période climatérique de (7 à 14 ans) par des espèces de pensums mystiques qui ne peuvent leur servir dans la vie civique en quoi que ce soit.

Consultez les phrénologues et les physiologistes sérieux, et ils vous diront : « Si, dans cette période du développement intellectuel, on « fausse l'instinct naturel du jeune adulte par une fausse éduca- « tion, son instinct sera faux toute sa vie.

« S'il est d'un tempérament sanguin, il sera exalté ou dépravé; « s'il est d'un tempérament métis ou intermédiaire, il sera crétin « ou aura des idées baroques. »

Comprenez-vous maintenant où réside le danger.

Vous, législateurs intègres, vous savez maintenant ce que vous avez à faire..... Une loi qui défendra d'enseigner des choses oiseuses, qui tout en fatigant inutilement l'esprit humain, soient susceptibles de crétiniser les nouvelles générations.

Envisageons maintenant un autre ordre de choses.

II

Autres exemples.

Pourquoi tous nos grands-opéras ont-ils été créés par des poètes étrangers ? D'abord, parce que l'esprit des jeunes adultes est perturbé par toutes sortes de mauvais exemples; puis, parce qu'on n'enseigne pas du tout aux élèves les règles de la prosodie dans les écoles de tous les degrés, en leur faisant lire les ouvrages des poètes célèbres, ou les livres qui traitent des questions sociales ou d'économie politique, en leur faisant analyser les phrases remarquables.

Je n'ai pas lu le poëme du Dante; je n'ai vu que la gravure détachée, avec l'inscription au bas, et je l'ai comprise de suite.

Or, voici un exemple à suivre; le professeur dit aux élèves :

III

Dans l'*Enfer* du Dante, on voit ceci :

« Des hommes musculeux roulent sur un coteau de gros rochers, « qu'ils poussent avec des efforts inouïs, et ce travail leur fait suer « sang et eau ; mais ces rocs, arrondis à force de rouler, ne sont « pas plutôt au sommet de la colline, qu'ils dégringolent d'eux- « mêmes jusqu'au bas de la montagne, en écrasant les hommes, « forts pourtant, mais impuissants pour les retenir sur cette pente « fatale, où ils roulent avec une vitesse vertigineuse. »

D. Que signifie ce figuré ?

Les élèves : R. Ces rochers blancs représentent les rois d'Espagne que des hommes ambitieux font monter, avec de grands efforts d'esprit, jusqu'au pinacle des grandeurs humaines, mais ces Rois, Papes ou Empereurs, ne sont pas plutôt arrivés au sommet de la colline royale (ou autre), c'est-à-dire au sommet de la puissance dominatrice, que tout à coup s'élève un ouragan (le souffle populaire), qui les précipite dans le marais fangeux (la réprobation), et ces monarques écrasent dans leur chute une multitude d'hommes qui avaient combattu pour les faire monter sur leur trône, dans l'espoir de glaner dans le champ royal!

D. Pourquoi le Dante a-t-il fait ce figuré ?

R. Parce qu'alors, le Dante ne pouvait expliquer aussi clairement ces désastreuses dégringolades des monarques de son époque, sous peine d'être séquestré pour toute sa vie, comme on le sait déjà fort bien en Europe.

Il a donc été obligé de les décrire par un *figuré; métaphore* que les hommes politiques d'alors ont dû sans doute comprendre ; mais ils se sont bien donné garde de l'expliquer à leurs subordonnés.

Voilà un exemple d'analyse des ouvrages anciens, dont les auteurs n'ont jamais pu faire autre chose que des descriptions figurées; mais, par ce moyen, ils ont su donner une raison d'être à leur ouvrage en le rendant instructif. Or, il en peut être de même pour tous les autres ouvrages.

Voilà les éléments de l'éducation civique, ayant pour principe : l'étude de la géographie d'abord, par des cartes murales ; puis, après quatorze ans, exercer l'esprit des adultes en leur faisant analyser les principaux passages des ouvrages remarquables traitant de philosophie positive.

Puis, rappeler souvent aux élèves cette autre remarque : « Voyez, si les hommes panachés, qui n'ont écouté que leurs passions brutales, n'ont pas tous péri misérablement par des revers qu'ils n'ont pu éviter, malgré leur puissance? »

Et voyez cet autre exemple qui va vous faire comprendre un autre figuré.

IV

La législation romaine est souvent prise pour modèle par les hommes de loi, lesquels citent des exemples qui paraissent magnifiques dans la forme... (du plaidoyer).

Mais on ne devrait jamais citer les agissements de ces usurpateurs de toutes sortes, parce qu'ils ont commis des crimes épouvantables pour s'emparer des territoires d'autrui. Or, en saccageant les peuples européens, ils ont révolté les Tartares, qui sont venus, du fond de l'Asie, les détruire avec les mêmes armes qu'ils avaient eux-mêmes employées pour subjuguer les autres peuples voisins.

Car, voyez ce qui se passe aujourd'hui en Orient ? C'est la continuation, *réduite au centième*, de la tactique romaine.

Citoyens ! vous allez voir ce qu'ils ont toujours été.

Si les Tartares ont détruit les Romains, c'est parce que ceux-ci avaient bouleversé le *lamisme* dans l'Asie et l'Afrique, en détruisant les villes par l'incendie, pour mieux rançonner les peuples conquis.

Mais cette manière d'agir fut leur condamnation à mort.

Les Tartares étaient lamistes et sont devenus islamistes, c'est-à-dire, convertis au mahométisme; ils sont musulmans.

Les Turcs d'aujourd'hui sont descendants des Tartares, et par tradition, ils connaissent parfaitement le rite catholique; ils savent ce qu'il est, et à quoi il tend : à l'abrutissement des peuples soumis à son joug, en leur suggérant des instincts stupides.

Les Turcs viennent de massacrer 11,000 chrétiens bulgares; pourquoi? parce que nous suivons en tous points les agissements des anciens Romains, et cela leur suffit.

Le jour où ils verront la possibilité d'exterminer tous les chrétiens (descendants des Romains), ils ne manqueront pas de le faire, et tout en jetant des cris d'allégresse à réveiller les morts.

Du reste, on va voir avec quelle ténacité ils tendent à leurs fins.

J'ai étudié le caractère et les sentiments des musulmans en Afrique, et d'après ce que j'ai vu, je vous affirme que les chrétiens périront tôt ou tard!... car les islams ont de la patience.

Enfin, voyant que les Arabes sont très-discrets, et qu'il était impossible d'arracher de ces hommes aucune révélation concernant leur indépendance civile et religieuse, j'ai cru d'abord ne pouvoir rien apprendre chez eux qui soit utile à mes études, lorsque à tout coup, une circonstance fortuite me procura le moyen de savoir au moins quelque chose d'utile à l'histoire.

Le récit suivant va vous faire comprendre la grandeur du péril qui menace les chrétiens, détestés par les musulmans.

Je ne donne qu'un faible abrégé du récit d'Alidza, pour le rendre le plus concis possible, afin de vous expliquer ce qu'étaient les Romains. (J'étais lié par un serment écrit, et je ne pouvais révéler les odieux forfaits de l'antiquité qu'en 1876 (quatorze lunes après la mort d'Alidza.) Seulement une introduction est nécessaire.

FAITS HISTORIQUES

Guerre de l'Algérie; campagne de 1839 à 1842.

En 1839, je fis partie d'un détachement de 300 hommes qui allait compléter le 2e léger, pour la dix-neuvième fois, depuis son entrée en Afrique.

Arrivés à Alger, on nous arma, et nous servîmes d'escorte au convoi de vivres destinés au grand camp supérieur de Blidah.

Après plusieurs combats, nous eûmes quelques jours de repos. En février 1840, notre troupeau paissait près du camp, gardé seulement par un petit poste et quelques diolets; lorsque, tout à coup, des réguliers d'Abd-el-Kader fondirent sur nos bœufs, et allaient nous les enlever si nous n'étions accourus pêle-mêle pour les rattraper.

Ces bœufs, effrayés par les coups de fusils, se sauvaient de toutes parts et nous donnèrent beaucoup de mal pour les ramener.

Un diolet (Arabe allié) courait aussi après un bœuf affolé, et ne put le rejoindre que près la rivière la Chiffa.

Obligé de faire encore un détour pour le ramener au camp, ce diolet fut surpris par plusieurs réguliers qui le traitèrent de mécréant, de traître à Mahomet et à l'émir, le jugèrent et allaient l'exécuter sur l'heure, comme espion.

Courant après le même bœuf, je vis de l'autre côté d'une espèce de haie de broussailles, trois Arabes, dont un était sur un genou; un autre lui tenait la tête horizontalement en l'obligeant de rester dans cette position, et le troisième levait son yatagan (en ce moment) pour lui trancher la cabèche.

Je n'eus que le temps de le coucher en joue, et dire fortement : *Handar! ou morto!* (va-t-en! ou je te tue!); l'exécuteur pousse une imprécation, court sur moi, arrive au buisson, lève son yatagan pour me pourfendre la tête; mais je m'efface brusquement, et lui plonge ma baïonnette dans la poitrine.

Il roule sur la petite pente de l'autre côté de la haie, et le deuxième régulier se sauve à toute jambe.

Je vis alors notre diolet, pâle comme un linge, et me dit en tremblant : « *Ah! toi sami!* sans toi, moi était mort! » Puis ajouta : « Moi venu ici pour conduire des vivres au camp, et va retourner « à Alger; mais voilà mon adresse; toi venir chez moi quand tu « seras là. Promets-moi, par Allah, de venir bientôt. »

Je pris machinalement son adresse, et lui dis :

« Oui ! Méridjoud, si notre régiment y va, sans quoi, impossible. »

Alors voyant les réguliers revenir à la charge, il prend le yatagan de son bourreau manqué, court après son bœuf, et nous nous perdîmes de vue pour quelque temps.

Plus tard, lors de la grande expédition ayant pour but la prise de Cherchell, et ensuite l'assaut du pic de Mouzaïa, donné le 12 mai 1840, notre compagnie, de 87 hommes, en perdit 49, qui arrosèrent le mont Atlas de leur sang.

J'étais de ce nombre, car dans une décharge partie de la dernière tranchée arabe, je reçus, ce jour-là, six coups de feu ; trois balles dans les chairs, dont une me traversa le milieu de la cuisse gauche, et me mit hors de combat.

A l'appel du soir, un voltigeur dit : J'ai vu Dorso tomber lors d'une décharge sur la colonne, et je crois qu'il a son *affaire*.

Je fus porté à l'ambulance, de là à Coléah, et plus tard, le clairon Ahiller, faisant sa tournée, entra dans la salle pour demander s'il y avait des hommes du régiment, et sur ma réponse, arriva à mon lit et resta ébahi en disant : « Mais voilà deux mois que tu es porté mort à la compaguie. » (On devine le reste.)

Étant à peu près guéri, je sors de l'hôpital d'Alger, et c'est en cheminant péniblement dans la rue Bab-el-Oued que j'ai rencontré Alameth-Méridjoud, allant acheter des denrées.

Alors, tout joyeux de me revoir, il me prit par le bras, me conduisit chez lui, où je fus bien accueilli ; et, certes, ce fut une rencontre fortuite à laquelle je ne m'attendais guère.

OBSERVATION

Je suis tellement insouciant de moi-même, que je n'aurais jamais parlé de cette affaire (officielle pourtant) du pic de Mouzaïa et autres, si je n'étais *forcé* aujourd'hui de la relater pour faire une introduction destinée à mettre le lecteur au courant du récit d'Alidza, qui va suivre, et va dépeindre la douce récompense que j'ai reçue pour avoir sauvé la vie à un bien digne Arabe... Mais je dois ajouter :

Sans l'énergie d'une cantinière (*Madeleine Napel*), je serais resté sur l'avant-dernier plateau du mont Atlas, la nuit du 12 au 13 mai, où les réguliers n'auraient pas manqué de me couper la *cabèche*, comme ils ont fait à bien d'autres soldats, et de la porter à leur émir pour recevoir le prix fixé à 5 francs par tête de Français.

J'emploie le mot Mauritane, car le mot Mauresque n'est pas courtois.

V

Extermination des Romains en Mauritanie arrivée l'an 64 de notre ère.

Pouvons-nous espérer de pouvoir coloniser définitivement l'Algérie?

Non, jamais ! et voici pourquoi :

(*Disons d'abord :* tous les musulmans se disent TOI... indistinctement.)

Or, en 1840, une jeune Mauritane me tint le langage suivant :

RÉCIT D'ALIDZA.

« Tu as sauvé mon frère d'une mort certaine, près de la Chiffa, « et en te retrouvant à Alger, mon frère t'a prié de venir chez nous « pour te récompenser ; car, par cette bonne action, tu es devenu « l'ami de mes parents, et ils ont voulu que je sois la tienne.

« Je suis contente de toi..., etc.... Mais tu m'as promis de l'ani- « sette d'or, qui fait, m'as-tu dit, vivre longtemps, tout en conser- « vant sa beauté, et tu ne m'en donnes pas.

« — C'est vrai, je vais t'en donner ; mais alors, me feras-tu, « Alidza, le récit que tu m'as promis plusieurs fois ?

« — Vas d'abord en chercher, et après nous verrons. »

Au troisième verre de cette anisette d'or (eau-de-vie de Dantzick), ses yeux devinrent brillants ; elle me fit mille amitiés, mais elle resta silencieuse, en regardant autour d'elle.

Pour compléter le régal, j'avais apporté des gâteaux, et lorsque Alidza eut absorbé le troisième baba au rhum et le quatrième verre de Dantzick, elle me dit avec véhémence :

« Je veux bien te raconter la fin des roumis chez nous ; mais « jure-moi, sur le glaive d'Allah, de ne jamais en parler à personne, « qu'après la fin de la quatre-centième lune (espace de trente ans) ; « car alors je serai morte, et je n'aurai plus rien à craindre. »

(Elle a vécu quatre cent soixante-deux lunes (trente-cinq ans après m'avoir narré le point d'histoire suivant.)

Je fis le serment d'usage, et alors elle commença son récit, qu'elle avait appris elle-même par tradition orale.

VI

Destruction des unions métisses en Mauritanie, (Algérie).

« Treize cent trente lunes avant la destruction de *Rusadir* (102 ans « avant J.-C.) par les roumis, il existait, sur les confins de la « Mauritanie, une autre ville, non moins belle, appelée : Rusuc- « Kur, où les palais de marbre renfermaient des moukaires aux « grands yeux d'ébène, et resplendissantes de beauté.

« Aussi, les bijoux ruisselaient-ils sur leur peau d'albâtre, et les « colliers de corail rehaussaient encore la blancheur des belles Mau- « ritanes, qui étaient enviées des étrangers.

« Tu comprends, tout le monde était heureux !

« Mais un jour de Ramazan, les roumis (Romains) vinrent se « présenter devant la superbe Rusuc-Kur, pour demander *encore* « des boudjous (écus) au Grand-Seigneur. Alors, sur le refus du « bey, le lendemain un combat s'engagea, non loin de la ville, et « dans l'après-midi, les roumis ayant le dessous, s'enfuirent en « toute hâte, et allèrent se cacher derrière une montagne qui tou- « chait aux nues.

« Nos guerriers, se voyant vainqueurs, rentrèrent joyeusement « en ville, en chantant les louanges d'Allah, qui les avaient débar- « rassés des roumis, ou du moins ils le croyaient.

« Mais dans le milieu de la nuit, lorsque les belles odalisques dor- « maient dans les bras de leurs maîtres, on entendit un grand tu- « multe tout autour de la ville, et l'on vit les flammes s'élever de « toutes parts.

« Alors, les Mauritans se levèrent précipitamment pour éteindre « ces incendies, sans prévoir rien autre chose, quand, tout à coup, « ils se trouvèrent en présence des roumis, qui massacrèrent les « hommes qu'ils trouvaient, et cela d'autant plus facilement, que « les Mauritans n'avaient pas d'armes pour se défendre contre leurs « ennemis.

« Les uns furent tués, les autres brûlés dans les maisons incen- « diées, et quelques-uns échappèrent à ce terrible désastre.

« Les moukaires s'enfuirent de toutes parts, et les plus belles « furent prises par les roumis, pour leur servir de femmes.

« La belle ville de Rusuc-Kur fut donc détruite entièrement, et

« nos ancêtres restèrent longtemps sous le joug des roumis, qui « leur demandaient toujours des boudjous (de l'argent).

« Ils ne se sont pas contentés de brûler les villes, de tuer nos « ancêtres, ils obligeaient encore leurs fils à donner des boudjous « pour nourrir leurs soldats; mais les riches roumis ne voulaient « même pas donner un *soldi* aux gitans (aux pauvres) qui n'avaient « plus de pain, n'ayant plus les moyens d'en gagner.

« Quelque temps plus tard, les Mauritans, aidés des Numides, « rebâtirent, sur les ruines de la belle Rusuc-Kur, une autre ville « appelée Saldéa (Dellys), mais cette dernière cité n'a jamais valu « la première.

« Pendant des centaines de lunes écoulées, les barbares envoyaient « constamment de chez eux des Européens pour cultiver les terres « qu'ils avaient prises aux Mauritans, et pour bâtir des palais en « pierre; mais ne sachant pas vivre à l'instar des Arabes, les *djins* « (démons) leur inoculaient des maladies terribles, et la mort les « moissonnait par milliers.

« Enfin, lorsque les nations du Nord (les Hispaniens et les Gau- « lois) eurent dominé les roumis, pour être maîtresses de se gou- « verner à leur guise, nos Gius-Khans, serviteurs d'Allah, jetèrent « des cris d'allégresse dans les réunions des fidèles; car alors, des « roumis prirent des moukaires pour femmes, et des Mauritans « avaient épousé des roumises, et en faisaient leurs odalisques, au « grand déplaisir des Gius-Khans qui blâmaient ces unions *métisses*.

« Alors, ils organisèrent des *kimdis* (vêpres arabes) en vue d'ar- « rêter un moyen de se délivrer, à tout prix, des ennemis qui les « opprimaient.

« Or, pendant 14 lunes, et lorsqu'on voyait le *croissant*, les « Gius-Khans se réunissaient dans une vieille *masdjid* (sorte de « mosquée abandonnée) et arrêtèrent le moyen de leur délivrance.

« Ils réunirent les armes nécessaires à cette action, mais pour ne « point donner l'éveil, ils les cachèrent dans cette masdjid, pour « s'en servir au moment voulu, et donnèrent le mot d'ordre aux « fidèles en leur mettant en mains des équivalents.

« Ainsi donc, les Gius-Khans remirent aux schaïkhs une griffe de « Panthère, et aux Mauritanes *roumisées* une dent de hyène.

« Pendant deux cents lunes (quinze ans) les serments des fidèles « étaient jurés aux mêmes époques.... Et enfin, le moment propice « étant arrivé, quelques jours après que le Grand-Seigneur des roumis « (Néron) eut incendié leur Rusadir (Rome), l'an 64, les Gius-Khans

« donnèrent partout le signal d'exterminer les roumis, en frappant « tous en même temps, et au milieu de la nuit, à la même heure « enfin où la superbe Rusuc-Kur fut brûlée par les aïeux de ces « roumis dominateurs! Et............ le lendemain on enterrait « les maîtres roumis des moukaires, et les *roumises* qui avaient « passé dans le lit des Mauritans.

« Et voilà comment la Mauritanie a été délivrée des Barbares « d'outre-mer qui la désolaient depuis si longtemps!

« Que les *Djins* les tourmentent dans leur tartare (enfer). »

Voilà quelle a été la fin terrible des Romains en Algérie, après 198 ans d'occupation dominatrice (on précisera le reste plus tard).

Or, si les chrétiens s'obstinent à imiter ces fameux incendiaires, qui rançonnaient les peuples conquis, tout en s'appropriant leurs terres pour les vendre à autrui, les Européens doivent s'attendre à subir le même sort.

S'il faut absolument tenir garnison en Algérie, pour empêcher la piraterie, qu'on le fasse convenablement; mais il ne faut pas rançonner les diolets.

VII

Voilà ce qu'était la tactique des Romains; des gredins qui employaient des moyens infâmes pour réussir.

Voyons-donc laconiquement si l'on doit les imiter.

Quoi! les Romains ont commencé leur règne par un rapt public, l'enlèvement des Sabines en pleine fête publique.

Puis, pendant toute leur existence politique, ils n'ont cessé de subjuguer leurs voisins, d'incendier les villes et les flottes, pour rendre leurs prétendues victoires faciles, car on vient de voir comment ils s'y prenaient pour vaincre leurs adversaires.

Ces Romains étaient imbus d'une ambition si révoltante, qu'ils traînaient, derrière leur char de triomphe, leurs vaincus avant de les faire décapiter, pour jeter la terreur autour d'eux.

Ils s'emparaient des biens-fonds des peuples ainsi conquis, et les rançonnaient si fortement, qu'ils les excitaient à la révolte, pour avoir le prétexte de les guerroyer à nouveau, parce que tels ou tels ambitieux voulaient s'emparer du pouvoir suprême, non pas pour mieux gouverner leurs *sujets*, mais par pure gloriole personnelle.

Citoyens! dites-nous maintenant si la civilisation romaine ne règne pas en souveraine en Europe?

Quoi! ces Romains n'ont jamais fait autre chose que propager les vices de toutes sortes, en montrant l'exemple de toutes les coquineries.

Que pendant leur règne, de désolante mémoire, l'espionnage, la délation, le proxénétisme, les crimes salariés, la vénalité gagée, l'usure patentée, et enfin toutes les corruptions débordaient de toutes parts, d'une manière abjecte, comme on le sait très-bien.

C'était au point que ces superbes Romains mirent eux-mêmes leur Etat à l'encan, et fut vendu.

Quoi, ce ramassis de corrompus a commis tous les crimes abominables qu'une bande de brigands peut imaginer, et nos dirigeants, nos sombres mystiques, nos *légiféreurs*, osent les prendre pour modèles?

Mais alors, que sont-ils donc!... pour s'ingénier à puiser leurs principes à de telles sources? dans une civilisation dégoûtante!

Voyons maintenant ce que sont devenus ces fameux incendiaires, qui narguaient leurs vaincus en faisant précéder leurs Empereurs d'*officiers lampadaires*, pour démontrer que c'était avec la *torche résineuse* qu'ils remportaient leurs victoires.

Oui! et c'était au point que, pendant les premiers siècles de notre ère, les Romains dominaient tous les peuples européens.

Mais en l'an 408, ils étaient si fortement abâtardis, qu'ils donnèrent tout leur trésor, et jusqu'aux boucles d'oreilles de leurs femmes aux Vandales, pour se racheter du pillage de ceux-ci.

Leur décadence marchait si rapidement, que quelque temps plus tard, du plus grand des *Romulus*, il n'est même pas resté un *pygmée*, fait arrivé en l'an 476 de notre ère.

Et on ose prendre ce règne de brigandage organisé pour exemple de bonne civilisation?

Ah! oui, c'est vrai, nos ambitieux suivent l'exemple de ces Romains à passions effrénées; car, enfin, le coup d'État n'a-t-il pas germé dans la caboche corrompue de Jules-César, en passant le Rubicon, pour se faire proclamer Empereur *inamovible* par ses soldats?

Oui! c'est encore vrai; mais comment a-t-il fini, ce faiseur de coup d'État romain? Il a été exterminé par vingt-sept coups de poignard, donnés en plein Sénat.

Comparons maintenant son pendant, son imitateur.

Comment donc a fini notre deuxième faiseur de coup d'État, pour monter sur le trône? En parjurant sa foi!

Ah! celui-là n'a pas été assassiné par les hommes.

C'est une Fée qui prit soin de venger les citoyens honnêtes qu'il avait bernés et trahis, pour assouvir ses passions.

Alors, pour débarrasser l'espèce humaine de ce deuxième faiseur de coup d'État (de nos jours), Némésis, déesse de la vengeance, descendit un jour dans l'enfer du Dante, prit un de ces rochers allégoriques, et pour le faire mourir dans des douleurs atroces, elle introduisit furtivement son caillou dans la vessie de cette hydre au gros nez.

Comprenez-vous maintenant le sens du figuré de ce poète italien, qui savait si bien prédire la fin de ces ambitieux?

Le cadre de cet ouvrage ne nous permet pas de nous étendre plus longuement sur les questions précitées.

Nous ferons seulement observer que dans le poème qu'on va lire, tout est écrit en double et triple entendement.

On peut toujours instruire ses amis, et même ses adversaires, tout en leur donnant des lectures récréatives à lire.

Les uns trouveront des énigmes qu'ils sauront deviner, et les autres dénicheront des figurés qui les feront rire sous cape.

Maintenant, expliquons le motif du poème.

VIII

L'amour filial d'Angèle.

Il y a trois causes qui rendent l'homme poète : l'amour, l'adversité, et quelques cas morbifiques, quand le patriotisme inculque le sentiment du beau dans le cerveau de l'auteur.

Lorsque l'amour *tardif* fait brusquement irruption chez l'être humain, cet amour peut engendrer un génie puissant dans la tête d'un homme de cœur, doué d'une bonne nature, et si ses instincts n'ont pas été faussés par une éducation ambiguée.

C'est probablement cet amour tardif qui, en éclatant tout à coup dans le cœur d'Angèle, la rendit ce qu'elle est : un être bienfaisant, doué d'une grande âme.

Question a résoudre.

Trois personnes, qu'on nommera plus tard, avaient entendu parler d'une jeune fille qui, après avoir été mise au tour de l'hospice, fut adoptée par de braves gens qui, n'ayant pas de postérité, ont légitimée cette enfant abandonnée, en imitant du reste l'exemple de bien d'autres philanthropes.

Or, en voulant établir son identité à l'âge de seize ans, une révélation surgit tout à coup dans les relations de la fille avec la mère adoptive, et on comprend le reste.

L'administration a-t-elle préparé cette révélation subite ?

S'il en était ainsi, elle serait vraiment louable dans sa manière d'agir, et nous devons lui adresser nos sincères félicitations, pour avoir soulagé les cœurs affligés.... ; ou bien ce rapprochement des membres de la même famille est-il purement l'effet du hasard? Enigme.

Qu'importe! toujours est-il que cette révélation soudaine vint frapper à point nommé les deux cœurs en même temps.

La mère oublieuse chercha bien des moyens pour tâcher de cacher à son second mari cette première faute de jeunesse.

Mais comment faire disparaître ce charmant petit *sujet* vivant, si prévoyant, si spirituel, et surtout si utile dans le ménage ? Ce n'était plus possible.

Mille difficultés s'opposaient à cette séparation, et alors, les tourments d'esprit, joints aux peines de cœur, rendirent la mère malade, mais malade au point de devenir *atrabilaire!* maladie de langueur appelée *bile noire*, affection terrible que la médecine ne sait pas encore guérir, mais qu'Angèle a su vaincre par une divine inspiration qui lui révéla le secret de la guérison, et par ce fait rendit un service extraordinaire à la mère adoptive qui n'était encore qu'une bonne protectrice aux yeux de la jeune fille.

Aussi, Angèle prouva-t-elle, par ses soins, qu'il y avait déjà dans sa poitrine juvénile un cœur de femme qui battait pour ses protecteurs; si bien, qu'en guérissant sa mère adoptive, elle se sauva elle-même par cette bonne action.

Alors, une dame prit note de cette tendresse toute filiale, et me l'adressa pour me mettre au courant de cette odyssée.

IX

Epoques de la composition de ce poème.

Le 9 novembre 1868, j'adressais au Préfet de la Seine un mémoire démontrant la possibilité d'établir un chemin de fer péristylaire (viaduc à colonnes) sur les trottoirs des boulevards de Paris, et ayant tout un nouveau matériel fixe et roulant que les *technologistes* connaissaissent.

Mais les *puissants* de l'époque, effrayés de voir un projet de railway si grandiose, qui pouvait éclipser bien des *choses*, mirent cinq semaines à l'examiner en tous points, et conclurent à son ajournement, faute de fonds suffisants.

Enfin, le lendemain de cet envoi, je me figurais être tombé dans une inaction abrutissante.

Prévoyant le cas de la longueur de l'examen du projet d'un chemin de fer, pour ainsi dire aérien, j'entrepris donc la composition de l'ouvrage qu'on va lire.

La première partie du poème fut commencée le 10 novembre, et terminée le 22 décembre suivant.

Quelques jours après, on me répondit qu'on se bornait tout simplement au service des omnibus.

En 1872, je propose, à nouveau, ce même projet de railway aérien, et, en attendant la réponse, une dame de Marseille me raconta une autre odyssée analogue à celle d'Angèle, et qui faisait son complément.

Cette anecdote, écrite en style cadencé, passa dans les mains d'une Fée qui la roula dans un étui de métal sonore, puis attira Angèle par un moyen enchanteur, qu'on verra plus loin, et notre héroïne, après l'avoir serrée précieusement, lut cette odyssée à sa mère maladive, pour dissiper ses humeurs noires, qui revenaient sans cesse troubler ses esprits.

Angèle a-t-elle fait une bonne action en agissant ainsi ?

On voit que cet ouvrage a été composé en deux reprises, et en attendant la réponse d'autorisation d'établissement d'un nouveau chemin de fer, qui n'existe nulle part, et qui, certes, est propre à ajouter une palme de plus à notre réputation industrielle.

Mais malgré le changement de Gouvernement et de régime, la deuxième demande devait naturellement avoir le sort de la première, puisque ce sont les mêmes hommes qui trônent encore en tête de cette administration.

Pourquoi? vous allez le savoir.

X

Où sont les Exploiteurs du public ?

Le nouveau chemin de fer proposé est organisé de manière à pouvoir être établi sur les bas-côtés des routes ordinaires, et supprimerait ainsi les tracés spéciaux, si coûteux, et qui divisent inutilement les champs, les prairies, etc.

Puis les voitures, à deux étages clos, seront remorquées par *moteurs* sans feu et sans bruit, et qui dépensent peu.

La voie ferrée (sans bois) est à aiguillage automatique (sans aiguilleur), et n'exige aucun entretien que le renouvellement des rails de 18 kilos par mètre, tous les quinze ans.

Les wagons s'attèlent d'eux-mêmes par attelage automatique.

Enfin, tout le matériel fixe et roulant est combiné de telle sorte qu'on pourra transporter les voyageurs et les colis de 5 à 100 kilos, à raison de 2 CENTIMES par kilomètre en province, et seulement 1 CENTIME par kilomètre dans les villes au-dessus de 250,000 habitants ; ou 10 centimes par course de 1 à 10 kilomètres.

De plus, ce nouveau service véhiculaire permet de pouvoir donner à toute personne un billet de place ou *ticket* portant ces mots : *avec garantie de la vie des voyageurs* pour chaque trajet... Parce qu'il ne peut pas y avoir d'accident provenant du fait de l'administration.

Ce nouveau railway a exigé seize ans d'études et de travail.

On comprend de suite que les zoïles technologistes de nos jours ne pouvaient pas accepter, de gaîté de cœur, une œuvre véhiculaire aussi complète et aussi économique, sous peine de se voir un peu amoindris. Mais alors, direz-vous, que sont-ils donc ?

Les ennemis de leur pays.

La preuve est toute établie par ce qui va suivre.

La France ne possède aucun chemin de fer qui lui appartienne en propre, comme ayant été inventé chez elle.

Le chemin de fer à vapeur, appelé railway (barre-voie), est tout anglais ; les *technologistes* (savants industriels) n'ont rien changé ; c'est toujours le même système.

Le tramway (rail à ornière) est tout américain. Je voulais doter mon pays d'un nouveau mode de transport sur rails, posés sur les routes (ne l'oublions pas,) que j'appelle *voie-rail*, comme étant tout à fait différent des deux autres modes de transport, mais ayant le même but, et la vitesse moyenne des trains serait de 28 kilomètres à l'heure, vitesse suffisante pour les lignes secondaires.

Voilà ce que je voulais faire, et j'espère bien y arriver. Or, ceux qui montent des cabales pour empêcher l'exécution d'une semblable amélioration, qui serait une gloire nationale pour notre industrie, sont-ils des Français, ou du moins des nationaux dignes de considération ?

C'est à vous, bons patriotes, de prononcer le verdict qui doit qualifier ces espèces d'hommes.

OBSERVATION ESSENTIELLE.

Je prie mes lecteurs de bien vouloir tolérer, pour cette FOIS SEULE, l'explication de deux anecdotes en vers; j'ai pris l'habitude de commencer par la plus grande difficulté pour arriver à mon but.

C'est ainsi que j'ai pu résoudre les problèmes les plus difficiles ; car enfin, qui peut plus, peut moins..., et ce dicton est vrai.

Or, si un auteur exprime bien sa pensée en vers, et décrit très-explicitement une anecdote ou un drame en poésie, qui est très-difficile, à cause de la pauvreté de notre langue, il pourra encore bien mieux s'exprimer en prose, n'étant pas *bridé* par les quatorze règles qu'il faut observer dans la prosodie française.

Du reste, on le verra très-catégoriquement dans le deuxième opuscule qui paraîtra après ce premier essai littéraire.

Maintenant, je recommande aux citoyens susceptibles de bien comprendre le caractère du sujet de ce poëme; cette héroïne, arrivant de la campagne, est entrée à l'ouvroir à douze ans, elle en est sortie à seize, moins dix jours; mais elle a vu des choses si révoltantes et qui l'ont tellement indignée, qu'elle exhale ses ressentiments contre ces faux dévots..., exploiteurs éhontés des malheureuses orphelines. D'où il résulte les conséquences suivantes:

Si Diderot a fait sa *Religieuse* pour dire de rudes vérités sur l'institution des couvents, c'est qu'il lui fallait une victime. Si Eugène Sue a fait son *Juif-Errant*, il lui fallait également ce sujet pour dévoiler les machinations de cette caste.

Eh bien ! Angèle forme la trilogie !... Ce mot fait tout comprendre.

Ceci dit en passant, revenons au sujet qui nous occupe en ce moment.

QUESTION DES MAJUSCULES

Employons ce feuillet blanc à supprimer une routine nuisible à la lecture suivie des Poèmes.

Nous voulons parler des lettres majuscules mises depuis des siècles au commencement de chaque vers ; et on a cru faire un trait d'esprit en orthographiant ainsi.

Ah ! que nenni ! car tout vers héroïque ou alexandrin, terminé par une phrase incidente, ne permet pas au vers suivant de commencer par un mot dont la première lettre est une majuscule ; dans ce cas, il faut une minuscule, sans quoi la lettre majuscule coupe le fil de la lecture, comme Atropos tranche le fil de la vie humaine au moment du trépas.

La phrase incidente est très-gracieuse quand le second hémistiche forme en même temps la rime et la pensée.

Il faut donc supprimer cette vieille routine du majusculisme de la versification, et tout homme perspicace comprendra la justesse de notre modification et l'approuvera.

Car les hommes de bon sens connaissent les vices de l'instruction publique, c'est-à-dire des écoles congréganistes.

Ils savent qu'on pourrait mieux faire, et l'expérience des nouvelles écoles l'a prouvé surabondamment.

Mais les politiciens, à langue dorée, ne veulent pas qu'on enseigne rationnellement les bons principes de l'instruction rapide, à tous les adultes, dans l'unique but de faire paraître les personnages panachés plus savants que le vulgaire, et même ils disent : la multitude.

Mais doit-on souffrir qu'on s'applique à crétiniser les travailleurs formant les trois quarts de la population française, et qui, en définitive, supportent toutes les charges budgétaires, parce qu'ils ne font aucun commerce pour se dédommager ? Sont rangés au même rang : les rentiers, les employés, les artistes et littérateurs, les petits propriétaires ne louant pas leur immeuble ou qui font valoir leur petit coin de terre par leurs bras.

Voilà ceux qui supportent réellement les charges budgétaires, et nous le prouverons en temps utile.

Maintenant, nous allons trancher dans le vif des erreurs.

DEUXIÈME PARTIE

L'Enfant Médecin !

Inspiration féminine, née du sentiment filial.

XI

Un jour naquit en Brie, une âme délicate,
qui fut mise au *guichet* par sa mère apostate.
Mais l'hospice au malheur, en donnant les trousseaux,
veut que les nouveau-nés aient tous des soins égaux.

Elevée en secret..., ramenée au grand gîte,
renvoyée à nouveau chez des gens de mérite,
qui sans postérité l'adoptent par raison,
et devient par ce fait l'enfant de la maison.

Ce *bébé*, très-souvent, acquiert tant d'estime,
que bien des gens en font leur hère légitime,
protégeant leurs vieux jours de sa société,
et sa présence fait leur bonheur, leur gaîté.

Sur mille nouveau-nés, de chétive apparence,
on rencontre un sujet, fils de la Providence,
que le bon naturel, ainsi qu'on va le voir,
le rend utile à tous ! par un divin pouvoir !

Que la nature ainsi lui donne en abondance,
et le rend plus savant et plus fort en science
que la docte échouant par ses pompeux discours !
Quand la femme inspirée y réussit toujours !

Mais avant de saper la savante argutie,
descendons dans les rangs de la démocratie,
et voyons, par exemple, à quoi nous en tenir
sur l'esprit d'une enfant qui prédit l'avenir !

XII

Naguère, en temps heureux d'allégresse publique,
on vit un jeune adulte, à figure angélique,

quitter (en quarante-huit) son pénible labeur,
pour trouver à la hâte un généreux docteur.

Car dans la ferme, hélas ! l'affreuse maladie
faisait plus de dégâts qu'un immense incendie !
L'atrabile rongeait ses deux bons protecteurs,
et consumait leurs jours par d'atroces douleurs !

Alors, on vit l'enfant, en proie à mille angoisses,
implorer tous les saints de toutes les paroisses !
Mais un calme de plomb répond à ses appels,
et le plonge encor plus dans des chagrins mortels !

Car son humble logis, éloigné de la ville,
va lui faire manquer une visite utile
d'un docteur qui, soudain, ne pourra pas venir
pour empêcher, hélas ! sa mère de mourir.

Que faire, en ce moment de malheur insondable,
où la mort peut faucher, par sa faulx redoutable,
les jours de ses aïeux, et détruire en un jour
tout espoir de bonheur, ruiné sans retour !

Dans cette alternative, on vit la chère Angèle
aller de l'âtre au lit, regarder autour d'elle,
examiner sa mère, en faisant ses cent pas,
pour savoir si son âme approchait du trépas.

Et croyant tout perdu, la douleur la suffoque ;
elle sort en priant le destin, qu'elle invoque.
Puis, soudain, jette un ah ! en se frappant le front,
pensant tenir enfin un remède très-prompt.

Elle élève un regard vers le ciel... Un nuage
semble lui révéler un bien heureux présage.
Elle reste un moment... immobile en ce lieu,
et pensa que ce signe accomplissait son vœu.

En cherchant le moyen de sauver au plus vite
sa mère évanouie..., une lueur subite
traversa son esprit, comme un être divin
qui, d'une fille enfant, en fit un médecin.

Cette inspiration lui fait trouver la plante
qui doit sauver les jours de sa mère mourante.
Elle explore partout et rencontre en chemin,
une âme qui lui dit, pour calmer son chagrin :

XIII

— Eh bien ! que fais-tu là, jeune et pauvre fillette ?
— Madame, je voudrais découvrir une herbette
qui doit faire revivre une femme mourant
dans les bras d'un époux qui, lui-même, est souffrant

— C'est bien ! mais à tes pieds, tu foules une rose !
Vois donc comme elle est belle et fraîchement éclose !
Tu l'as détruite, enfant, et pourtant son attrait
ne me donne à moi-même aucun méchant regret.
— Hélas ! madame, ayez pitié d'une humble mère
qui, loin là-bas, languit dans sa noire chaumière !
Et l'herbe que je cherche, en ce moment pressant,
devra la conserver, j'espère, à son enfant;
car, depuis ce matin, je cours toute la plaine
sans pouvoir la trouver..., et je suis hors d'haleine.

— Mais enfin, quelle est donc cette herbe que tu mets
tant d'instance à chercher à travers les guérets ?
— Madame ! ce matin, croyant aux destinées,
je vis au firmament des plantes dessinées
qui formaient dans le ciel des mots si bien distincts,
qu'ils ont si fortement ébloui mes instincts,
que j'ai vu dans ces mots, d'une divine augure,
comment je peux guérir les douleurs qu'endure
une mère alitée, ayant pour tout soutien
un époux travailleur, comme un bon citoyen !

Ah ! tenez ! j'en vois une ! ô Dieu, comme elle est belle !
Admirez sa couleur et sa large prunelle
qui du matin au soir regarde le soleil
pour l'adorer toujours par son disque vermeil.

— Eh bien ! prends, mon enfant... Dieu protège ton zèle.
Mais, dis, quel est ton nom ?—Ah !... je m'appelle Angèle.
— Et comment nomme-t-on ta mère, chère enfant?
— Ah ! Madame, je crois n'avoir point de parent.
Quant à ma protectrice, on l'appelle Irénée,
et je pense allonger sa triste destinée.

— Enfin ! poursuit ta tâche, et Dieu t'exaucera.
— Merci ! Madame, adieu ! je cherche l'arnica

dont le suc peut guérir les femmes maladives,
et je vais l'employer à doses très-actives.

Puis la voilà, courant, cueillant avec gaîté,
pour revenir chez elle avec rapidité.

XIV

Pendant qu'elle cueillait ses plantes salutaires,
un oisif admirait, sous ses hardes vulgaires,
une taille arrondie, un bras rond, potelé.
un visage angélique, un corset bien meublé,
des yeux bleus, encadrés dans de longs cils d'ébène,
qui lui donnaient ainsi les charmes d'une Hélène
que *Pâris* enleva par caprice d'amour.
Mais ce rapt a perdu son pays en un jour.

Tel complotait l'oisif, épris de tant de charmes !
Qui troublèrent ses sens en causant mille alarmes !
Alors, la convoitise embrasant ses esprits,
il jura de l'avoir à n'importe quel prix.
Aussi, pendant qu'Angèle amassait quelques herbes,
On conjurait son rapt par des moyens superbes !

Mais ce dandy comptait sans l'arme des vertus
qui sait vaincre aisément les attaques d'intrus.

Ainsi rencontra-t-elle un grossier personnage
qui, sans parler d'amour, ni respecter son âge,
veut promener sa main sur son humble corset,
quand Angèle aussitôt répond par un soufflet;
puis, se baisse soudain, prend plein sa main de sable,
le lance dans les yeux de l'intrus exécrable,
qui fait un demi tour, porte ses mains au front
et pousse un hurlement pour marquer son affront.

Pendant que ce lion bipède et plantigrade,
jurait, comme un truand, son infâme algarade,
Angèle prend sa course, en riant du ribaud,
qui, voulant l'avilir, passa pour un badaud.

Elle arrive au logis, prépare à l'improviste
ses plantes et ses fleurs comme un vieux botaniste.
Puis, semblable à la fée, elle allume son feu
et fait l'infusion comme un vrai cordon-bleu !

Pendant que s'infusait ses *simples* cordiales,
Angèle prodiguait ses mamours filiales
à sa malade assise, alors sur son séant,
et l'enfant caressa ses tempes en disant :

XV

— Allons ! mère adoptive ! arme-toi de courage
et reçois de mes mains ce souverain breuvage.

Aussitôt Irénée ouvre ses yeux éteints,
et croit voir en sa fille un des anges gardiens
qui vient de raviver sa chétive existence,
et dit, en recouvrant toute sa connaissance :

— O prodige insondable ! esprit divin des dieux !
Que m'est-il arrivé ? Suis-je donc dans les cieux ?
Un bien-être ineffable envahit tout mon être !
Un feu divin embrase et mes sens, qu'il pénètre,
et mon sang, rajeuni, rénove mon cerveau.
Je me crois transportée en un monde nouveau !
Je ne sens plus de mal ; je suis enfin guérie,
mais qui donc m'a rendue aussi vite à la vie ?

— Après ce cri poussé, d'un élan expansif,
Angèle répondit : — Ton enfant adoptif !
Inspiré par un Dieu, connu des gens honnêtes,
qui ne trafiquent pas ni des saints, ni des fêtes,
consacre ses instants à veiller jour et nuit
sur le sort de sa mère en son humble réduit.

Je vais te le prouver... Tiens ! regarde ces plantes,
ces graines et ces fleurs, dont les eaux ravivantes
ont produit cet effet que tu connais, maman,
et maintenant tu vois quel est mon talisman !

A ce simple récit, cette femme oublieuse,
consulte enfin son cœur de mère dédaigneuse,
retourne dans sa tête, en ce moment pressés,
les mille souvenirs des faits des temps passés.

Mais rien ne fait encore éclore en sa pensée,
ni l'amour maternel d'une mère blessée,
qui pourtant se ravise... et, voulant tout savoir,
se récrie aussitôt, en disant, plein d'espoir :

— Ah ça ! qui donc es-tu ? — Je suis la chevrière
qui chemine à travers les bois et la bruyère.
Je m'attache à connaître, avec simplicité,
ce qui peut être utile à la félicité
de mes bons protecteurs, sous leurs habits de bure,
et n'exige rien d'eux !... pas la moindre parure !

Maintenant, écoutez le récit de mon cœur,
qui va vous procurer un instant de bonheur,
car je sens..., voyez-vous, que je suis votre fille,
puisqu'en venant chez vous, on me dit : « Sois gentille !
« Attire-toi l'estime et l'amour maternel,
« si tu veux, par tes soins, dans un jour solennel,
« retrouver promptement le sentiment sincère
« de la femme qui doit être *deux fois* ta mère ! »

O ! combien cette fois je mis d'empressement
à tâcher de sortir de cet isolement !
Je repétais cent fois, en surveillant mes chèvres,
ce doux nom de... *maman!* qui sortait de mes lèvres,
comme un philtre enchanteur qui vous fait tressaillir
et vous force d'aimer!... sans songer à vieillir !
Je me disais alors : Oh ! oui, c'est bien sûr elle,
car sa voix fait sur moi l'effet d'une étincelle
sortant d'un feu divin, que rien, jusqu'à présent,
n'a produit dans mon cœur un pareil sentiment !

Aussi, combien de fois j'épiais en silence
le moment de vous faire alors la confidence
des terribles secrets d'un enfant plein d'aveux,
qui cherche à l'horizon l'ombre de ses aïeux !
Ses père et mère enfin! dont il perdit la trace
dès l'âge le plus tendre!... Où l'ère de sa race
semble s'enfuir, hélas! dans ce vide éternel,
et qui fait de cet être.... un enfant naturel !

Mais, quand il trouve et voit qu'une autre destinée
se révèle à l'amour d'une âme abandonnée,
oh! alors! l'avenir ! sous un ciel embrasé
apparaît comme un songe à l'être électrisé
qui tressaille à l'aspect d'une heureuse existence,
qu'il a cru découvrir avec tant d'assurance.

Voilà, mortels heureux, le sort des orphelins

qui, bercés par l'espoir, rongés par les chagrins,
se réclament sans cesse au bon cœur d'une dame
qui lui dise : Oui, je suis... le berceau de ton âme !
Oh ! bien sûr, n'est-ce pas, je crois avoir trouvé
le gîte maternel de votre enfant trouvé ?

Tout m'instruit en ce lieu : votre voix et vos gestes,
vos regards pleins d'amour, vos ordres si modestes,
si doucement dictés, que l'homme le plus dur
en serait attendri, tant leur principe est pur.

Dites-moi, maintenant, si j'ai deviné juste ?
Si ma prétention filiale est injuste ?
Non, n'est-ce pas, maman, et ce mot échappé
ne sera pas pour vous un bonheur usurpé.
Faites-moi cet aveu!... Car, Madame, il me semble
que nos deux cœurs navrés fraternisent ensemble !

— La mère, après ces mots, verse un torrent de pleurs
qui la débarrassa de terribles douleurs !
La voix de son Angèle a vibré dans son âme,
et la remplit soudain d'une sublime flamme !
Alors, un feu divin embrase tous ses sens
comme un sacré parfum inculqué par l'encens,
elle prend son enfant, l'embrasse sur la joue,
et lui dit, enfin : — *Oui!* pour toi je me dévoue.
Sois sans crainte avec moi, je t'approuve en tous points,
et pour récompenser tant de zèle et de soins,
je t'assure ton sort ; mais calme tes alarmes !
Sur ce, l'enfant reprend, en essuyant ses larmes :

— Je comptais sur l'appui du sublime Éternel
pour me faire obtenir votre amour maternel !
Aussi, je pressentis, moi, l'infime des êtres,
qu'à partir de ce jour, je comptais des ancêtres.
Je ne suis donc plus seule, et le long des ruisseaux
je cause avec mon chien, les fleurs et les oiseaux.
Le chant du rossignol m'enchante et me console
de mon délaissement, sans mère et sans idole.
J'étudie ardemment l'instinct des ruminants
et le compare avec celui des faux savants.
Le *bairet* fait son nid comme une tour rustique
et contraste avec l'art de la docte empirique

qui ne sut pas guérir maman au lit de mort!
Mais l'instinct naturel m'indiquant le raifort,
dont les sucs distillés, unis à la ciguë,
te conserve à l'amour de ta fille inconnue!
— Que dis-tu, pauvre enfant, tu viens me rappeler
de vagues souvenirs qui viennent s'assembler
dans mon faible cerveau pour m'indiquer l'époque
où j'eus un bel enfant!... Mais son sexe équivoque
m'oblige, à grand regret, d'aller prendre l'avis
d'une femme qui fut l'exposer au Parvis!
Les malheurs sont venus accabler mon jeune âge,
et l'enfant disparut.... comme un simple nuage!

Puis, lancée après ça dans un grand tourbillon
d'un monde fortuné dans l'art du moellon,
je devins tour à tour, candide, acariâtre,
mais j'ai dû tout quitter!... même jusqu'au théâtre!

Puis encore, le veuvage est venu me lancer
dans une autre existence, où j'ai dû déplacer
et mon modique avoir et ma propre famille,
pour m'occuper ensuite à retrouver ma fille!

Forcée en cette *ferme* à me remarier,
j'ai trouvé promptement un bien digne ouvrier
qui me dit, l'an passé : — « Si tu veux, Irénée,
« nous allons adopter un enfant cette année.
« Cet enfant, par ses soins, pourrait calmer ton mal
« et comblerait aussi notre vœu conjugal. »

J'écrivis..., j'attendis..... avec impatience
que tu fus mise, Angèle! en ma triste présence!

XVI

Alors, plus j'examine en silence tes traits,
plus je vois mon image et plus je reconnais
que tes mâles vertus d'une Samaritaine
ressemblent en tous points à ma nature humaine!
Ton nez fin, tes yeux bleus, tes grands sourcils arqués,
sont encor sur les miens absolument calqués!
Tes cheveux ondulés, ta bouche demi-close,
ta voix harmonieuse et tes lèvres de rose

qui me parlent toujours sans le moindre dédain,
me démontrent encor... que tu sors de mon sein!

Sur ce dire, l'enfant lui répond sans malice :
— Tu te trompes! maman..., car je sors de l'hospice!
A ce mot foudroyant, la mère alors pâlit,
élève ses longs bras en tombant sur son lit!
La fille épouvantée, en ce moment suprême,
s'approche du chevet et la voyant si blême,
s'écrie en sanglotant : — Maman! ranime-toi!
Si tu souffres encor, de grâce, dis-le moi!
Car je peux raviver ta santé défaillante,
qui me fait tressaillir de peine et d'épouvante.

Grand Dieu! comme elle est pâle! oh! va-t-elle mourir.
Mais enfin, qu'ai-je fait, pour la voir tant souffrir?...

La mère entend ces mots, s'agite et se ranime,
se met sur son séant, et par un geste intime,
attire à son chevet le fruit de ses amours,
qui lui rappelle encor le bonheur d'heureux jours.

Alors! les yeux brillants, la fièvre étant calmée,
prend la main de sa fille et lui glisse un camée!
Puis élève son bras, dit d'un air triomphant :
— Je jure!... par ceci!... de t'adopter enfant!
Mais cache ce portrait, car cet être éphémère,
en expirant trop jeune a préservé ta mère
des coups réitérés du terrible trépas!
Souviens-toi bien de lui, car personne ici-bas
n'égala sa vertu, son courage intrépide
ni son cœur généreux, ni son talent splendide!

Elle s'arrêta court, car l'exaltation
avait éteint sa voix par tant d'émotion.
Mais l'enfant consolé, par l'aveu de sa mère,
lui dépeint le tableau de sa jeune misère.

XVII

— Ta faiblesse, maman, m'a causé tant de peur
que j'invoquais déjà l'appui du Créateur.
Car, hélas! toi mourant, je n'eus plus de famille,
puisque ta mort brisait l'avenir de ta fille;

et ton unique enfant eût été replongé
dans quelque triste ouvroir où l'on est mal logé,
où l'être privé d'air languit dans vingt tristesses!
Où l'enfant, malmené par d'injustes rudesses,
arrive à vingt-un ans sans avoir rien appris
que des spécialités..., comme on fait à Paris.

Je n'ai jamais cousu que des poignets aux manches,
mais, seule, bien souvent, je montais, les dimanches,
tantôt une chemise et tantôt un corset,
quelquefois une robe, et ce travail secret
occupait les loisirs de ta pauvre recluse,
qui lisait des écrits dont la science infuse
a fait de ton Angèle.... un enfant médecin!
Aussi, je crois très-fort aux décrets du destin.
Sans quoi, crois bien, maman, qu'avec les gens d'église,
je n'eus jamais su faire une entière chemise.

Mettez-donc vos enfants dans cet ouvroir ingrat,
où l'on est abruti sans apprendre un état (1).

Au lieu de vous montrer les us de l'industrie,
les devoirs du ménage, à chérir la patrie,
on vous montre une croix, les grains d'un chapelet,
et l'on dit : « AVEC ÇA ! » votre livre est complet.
Puis le soir on disait ces longues kyrielles
pour calmer, soi-disant, les sens des demoiselles.

PRINCIPE DE L'OBSCURANTISME

« Vierge toute puissante! esprit du Rituel,
« Siége du *Roi* des *Rois*, Vaisseau spirituel!
« Refuge des pêcheurs, miroir de la justice,
« Reine des confesseurs, Vase du sacrifice,
« Mère des affligés, Créatrice des lois ! » etc.

(1) Angèle avait parfaitement raison de s'exprimer ainsi, car dans l'ouvroir de l'Orphelinat de la rue de Bagneux, à Paris, les jeunes filles étaient si misérablement mal logées, que cet ouvroir a été fermé par autorité de justice; c'était tout simplement un atelier de lingerie, où il fallait *sept* filles pour confectionner une chemise. Aussi la vindicte publique le fit supprimer... Mais tout se fit sans tambour ni trompette, comme on le pense bien.

Et cela répété... *quatre-vingt-dix-neuf fois!*

Aussi, plus d'une fille, élevée en dévote,
sortit de ces maisons, tout à fait idote.

Les unes languissaient dans un morne chagrin,
et les autres mouraient dans un âge enfantin.

Juge, par ce tableau, combien je fus heureuse
de sortir à seize ans de la sombre Chartreuse!
Pour venir près de toi respirer le grand air,
et t'aider à braver les rigueurs de l'hiver.

XVIII

— Dis-moi, quelles sont donc ces doctes bucoliques
que tu lus à l'ouvroir, où les psaumes bibliques
sont seuls autorisés? — Oh! oui, mais j'ai trouvé,
en furetant partout, même en lieu *réservé*,
des écrits surprenants dont j'ai pris bonnes notes
pour démontrer plus tard que certaines dévotes
ne lisent pas toujours des bréviaires chrétiens,
mais bien des discours faits contre les plébéiens.
On te dira plus tard avec quelle impudence
les dignes chapelains entendent la clémence.
Car en distribuant des psaumes ennuyeux,
glissent souvent aux sœurs des écrits furieux (1).

Ils espèrent que Dieu, par la sainte prière,
voudra que l'Océan devienne un cimetière
où les *vrais citoyens* seraient précipités,
parce qu'ils ne veulent plus, par eux, être exploités.

XIX

Mais au lieu d'attrister ma mère maladive,
je dois plutôt chercher, par ma méthode active,
à ranimer ses sens, à fortifier son cœur
par des récits plaisants exprimant la candeur.

— O! que tu parles bien, mon adorable Angèle!
je dois te remercier de tes soins, de ton zèle

(1) Angèle n'a pas voulu insérer ces diatribes, en style rimé, comme étant trop acerbes, et sont plutôt du domaine de la polémique. Quand on jugera les faux dévots, on verra le reste de ce récit.

Elle résume ainsi ce chapitre :

dont tu mets tant d'ardeur à me régénérer
par ton art, tes récits, que j'aime à révérer.

— Je pressentais, maman, ton sentiment si tendre
et ton attention à bien vouloir m'entendre
réciter les malheurs des gens abandonnés
par l'orgueil, l'intérêt des êtres blasonnés.

Mais qu'as-tu ! te voilà fortement oppressée?

— Non! ce n'est rien, je sens que la crise est passée.
Or, reprends ton récit qui répand sur mes sens,
par un fluide enchanteur, un salutaire encens.

Ne cherche pas, Angèle, à découvrir la cause
de mon émotion qui souvent m'indispose,
et m'indisposera de bien longtemps encor !
Car à ton âge, enfant, moi! je roulais sur l'or !

Tu me vois, maintenant, maladive et réduite
dans ce pauvre logis, un peu par inconduite,
du moins, c'était plutôt de la légèreté.
J'aimais trop en ce temps le luxe et la fierté.
Mais, vois ta mère ainsi ; vois comme elle est punie
d'avoir tout gaspillé !... Puis, raillée et bannie !
Je suis depuis longtemps percluse de douleurs,
accablée encor plus de remords et de pleurs.

Ne fais pas comme moi ! reste toujours candide !
Fuis les mauvais conseils d'un intérêt sordide,
ils corrompront ton âme en flattant tes attraits,
et ne te laisseront... rien!... que d'amers regrets !

— Calme-toi, chère mère, et crois que ton Angèle
te restera toujours dévouée et fidèle !
Tu parles beaucoup trop ; vois comme tu pâlis ;
ranime ton moral et ta force affaiblis.
Laisse là ton passé, qui n'est plus que chimère,
et garde à ton enfant sa vénérable mère.

Je peux te procurer, par mes soins, d'heureux jours,
et, pour te réjouir, te ferai des mamours.

Attends ! tu vas voir ; tiens : lis ces lettres écrites,
sur ce gros manuscrit par des gens émérites.
Tu vas voir maintenant comment je l'ai trouvé
en cueillant des bouquets dans l'enclos réservé.

L'ÉTUI MYSTÉRIEUX

Un soir d'été je vis, debout au pied d'un charme,
un être en blanc qui fit un signe plein de charme !
Je cours vers lui, croyant voir mon libérateur,
mais en arrivant là, cet archange enchanteur
disparut comme une ombre ! Et je reste étonnée
de me voir cette fois encore abandonnée...

Mais, alors, dans cet arbre, un vent soufflait déjà,
et murmurait si bien ce *hous-hous*, ce holà,
que je crus découvrir, par cette voix plaintive,
une heureuse nouvelle, et, pour moi, positive.

Je regarde partout ! j'écoute et n'entends rien.
Je tourne au pied de l'arbre, et, pour lors, j'entends bien
que le vent murmurait : Là ! là !... Je marche encore,
et, soudain, mon pied heurte un gros étui sonore.

Je prends donc cet étui, l'examine en secret,
et je vois qu'il renferme un ouvrage complet !

— Cet écrit décrit-il quelqu'histoire touchante ?

— Oh ! oui..., si tu savais l'anecdote émouvante
qu'il dépeint, tu voudrais entendre foudroyer
ces intrus suborneurs, qui sont loin d'égayer
le monde bien pensant, *las* de leurs perfidies,
qui produisent toujours d'horribles tragédies.

— Eh ! bien, lis-moi bien haut ces écrits attrayants,
pour charmer mon esprit par de hauts faits bruyants.

— Très-volontiers, maman ; assieds-toi sur ta chaise ;
je vais rester debout, pour être plus à l'aise
de lire ces écrits qui firent tant de bruits
dans les Bouches-du-Rhône aussi bien qu'à Pertuis.

TROISIÈME PARTIE

La droiture des modernes Phocéens (Marseillais).

XX

Naguère, il existait dans la belle Marseille
deux jeunes gens heureux qui s'aimaient à merveille!
L'une était prolétaire et l'autre était baron,
et deux enfants sont nés de ce couple *marron*.
La fille étant toujours pauvre et simple ouvrière,
fut délaissée enfin pour la riche héritière.

Pendant que l'un brillait dans sa lune de miel,
l'autre était dans la fange et s'abreuvait de fiel.
Pendant que l'opulent savourait l'ambroisie,
la mère était atteinte alors de pleurésie.

Ce silence fut long, mais des hommes d'honneur
voulurent redresser les fautes du trompeur,
qui, d'une fille honnête en fit sa Dulcinée
pour épouser après la femme fortunée.
Mais un jour vint chez elle un narrateur concis,
qui lui dit poliment, en termes fort précis :

XXI

— « Votre mari, madame, a séduit une fille
« qu'il aima tendrement..., car elle était gentille;
« ils eurent deux enfants, que la mère éleva,
« mais le père inconstant, pour vous les réprouva.
« Pendant que votre hymen retentissait en ville,
« la mère, en son réduit, pleurait son Théophile !
« Eh bien! voyons, Madame, après cinq ans d'hymen,
« vous n'avez point d'enfants, et votre cœur humain
« ne palpite-t-il pas au récit historique
« de ce fait si commun d'acte aristocratique ?

— « Laissez-moi réfléchir, et d'ici quelque temps
« j'aviserai, Monsieur, pour le sort des enfants.

XXII

Le lendemain entra, chez l'humble délaissée,
une dame bien mise et non èmbarrassée.
Près du lit elle voit les bébés ébaubis,
mornes ! mal habillés et mangeant du pain bis.
Leur visage charmant frappa d'abord la dame,
qui dit, en soupirant..., de par sa grandeur d'âme :
— « A qui sont ces enfants que je vois devant moi ?
« Ce sont mes fils, Madame, et voyez mon emploi :
« ces chaises que ma main, trop chétive, rempaille,
« pour nourir mes enfants.... et couche sur la paille !
« Quand leur père est baron, riche, considéré,
« et voilà les vertus de ce *clan* modéré.

« Je n'ai plus de parents ; ils sont morts en Alsace
« pour défendre les droits et les biens de sa race.
« Voilà mes deux garçons ! Quand le pain manquera,
« alors la mer est proche !... et... les engloutira !

A ce terrible aveu, les femmes sanglotèrent ;
les enfants interdits, tous deux se regardèrent.
Enfin, c'était dit-on, un tableau bien navrant,
De voir ces bonnes gens, suffoqués... et pleurant !

Alors, la dame dit : — « Voulez-vous, digne mère,
« me confier vos fils, sans haine et sans colère ?
« Un seul jour suffira pour vous débarrasser
« de tous vos grands malheurs, que je peux effacer
« rien qu'en les présentant tantôt à la personne
« qui toujours rend service à ceux qu'elle patronne.

« — Je consens, mais qui donc promettra sur sa foi
« de ramener mes fils, ce soir même chez moi ?...
« On m'a fait, voyez-vous, tant de belles promesses,
« qu'aujourd'hui ne crois plus à toutes leurs prouesses.
« Ces citadins musqués sont tous d'affreux *berneurs* !
« Des Judas, des Rodins, et... d'abjects suborneurs !

« Mettez donc en leurs mains l'avenir des familles,
« pour les voir avilir en traînant leurs guenilles !
« Et pour favoriser leurs viles passions,
« ils anéantiraient toutes les nations !

« — Calmez-vous, jeune femme, et pour vous mettre à l'aise,
« je vous jure, aujourd'hui, que demain le malaise
« cessera d'accabler votre amour maternel
« en ramenant... quelqu'un !... au devoir paternel. »

La mère ayant compris le but de la matrone,
sollicite l'appui de sa sainte Patronne :
confia ses enfants, qu'un voisin conduisit,
pour mieux la rassurer en faisant ce transit.

Alors, Ernest, Félix, tous deux s'acheminèrent,
avec leurs conducteurs, et gaîment arrivèrent
chez le baron d'England, bien loin de soupçonner
Qu'il aurait deux marmots le soir à son dîner.

XXIII

Arrivés à l'hôtel du baron Théophile,
on habilla ses fils en beaux habits de ville.
La dame les cacha dans sa chambre à coucher,
leur donna des joujoux, et pria son cocher
de les amadouer jusqu'à la nuit tombante
pour en faire le soir une *raison probante*.

Sur la table, à dîner, on mit quatre couverts ;
deux bouquets *virginaux* ornés de deux fruits verts.

Le baron arriva, sourit avec franchise
en voyant ces apprêts, et dit : — « Tiens ! Héloïse,
« il paraît que ce soir, on a des invités ?
« — Précisément, mon cher ! des êtres regrettés
« vont combler ton bonheur, tes désirs et ta joie.
« Amenez ces messieurs, Françoise, que je voie
« si mon mari saura reconnaître aujourd'hui
« ses amis d'autrefois, dont il était l'appui. »

XXIV

Tout à coup apparaissent deux charmantes figures,
et le père en voyant ses deux progénitures
pousse un cri de douleur ... mais reste stupéfait
tant ses enfants présents marquaient bien son portrait.

« — Voilà ! dit son épouse, une bonne surprise :
« Qui doit te consoler, sans aucune méprise !

« Contemple, *cher mari* (1), ton Ernest, ton Félix,
« qui renaissent ce soir comme fit le Phénix,
« qu'en sortant de sa cendre éblouit jusqu'aux Fées,
« qui ne produisent pas de semblables trophées.

« Tiens, regarde leurs traits, leur maintien assuré,
« leurs yeux, qui sont les tiens, d'un bleu-clair azuré,
« enfin, d'England, tu vois, par leur figure ronde,
« qu'ils sont les enfants nés d'un homme du grand monde!
« Allons! cher Théophile, embrassons tes enfants,
« Proclamons-les nos fils, puisqu'ils sont si charmants. »

Aussitôt le baron, n'ayant plus aucun doute,
embrasse ses garçons!... car la voix qu'il redoute
viendrait lui dire encor : — ces enfants sont à toi,
prends-les donc! mais aussi, jure-moi sur ta foi
de ne pas dédaigner la mère un peu jalouse
du bonheur de ses fils, sous l'œil d'une autre épouse,
car le fin plébéien, plein d'abnégation,
ne cède pas son droit à la bonne action.

XXV

Après quoi, dit la dame : — « Allons! nos fils, à table!
« Voilà vos deux couverts; un repas délectable
« va égayer l'esprit de votre mère, enfants,
« et demain nous ferons l'adoption céans.

« — Oh diable! dit l'époux, tu prends le pas de course!
« —Non! mon cher! tu dois-être un homme de ressource,
« un être intelligent, et dans ce cas, vois-tu,
« tu dois récompenser la mère et sa vertu!

« Allons! asseyez-vous; je vous sers le potage,
« et demain nos bambins auront leur héritage!
Puis appelant : — Françoise! Allez dire à Louis
« de porter ce panier plein de vivres exquis,
« à l'adresse indiquée, où demeure Isabelle,
« Et disposez le tout pour dîner avec elle! »

(1) Contemple, *cher* mari!... Ah! c'est vrai, on peut la croire sur parole, car elle l'avait acheté deux millions par sa dot.

Elle pouvait donc bien dire, son cher mari.

A cet ordre sonore on vit les deux bébés
sourire !... comme font.... les gros *friands* d'abbés.
Puis elle dit: « —Tenez !.. goûtez-moi ce hors-d'œuvre,
« car demain nous ferons encore une bonne œuvre !
« Vous, Louise, apportez aujourd'hui nos vins fins
« pour régaler céans nos charmants chérubins !

« Je vous sers l'ananas, comme on fit à mes noces,
« puisque ce soir, le père adopte ses deux *gosses*.

« — Ah ! ma chère Héloïse, où diable as-tu donc pris
« ce nouveau nom d'enfant ? — Hé ! pardine, à Paris !
« — Oui, mais garde le rang d'une noble matrone !
« — Ah ! c'est vrai, j'oubliais que tu me fis baronne ;
« mais grâce à quoi, mon cher ? A mes deux millions
« qui te furent comptés par deux tabellions.

« — Oh ! trève pour ce soir, ma chère, à ces chleuasmes !
« qui ne sont, tu le sais, que de vains pléonasmes !

« — A la bonne heure, England, je reconnais en toi
« l'époux qui veut garder l'emblème de sa foi.
« Oh ! du reste ! tu vois que le bonheur m'enivre
« en voyant que ton nom va pouvoir te survivre !

« Or, je vais te servir le civet du chasseur ;
« mais à tes *fils*..., *baron*, il leur manque une sœur !
« Enfin ! que veux-tu ? Bah ! tes bébés me consolent,
« pourvu qu'en d'autres lieux, les malheurs ne désolent
« ni les gens affligés, ni les bons citoyens,
« qu'on *sangsure* souvent, par d'ignobles moyens !

« — Héloïse ! sers-nous ce nectar de Bourgogne,
« Et morbleu, laisse là ces FAISEURS sans vergogne
« qui, voulant nous *singer*, deviennent rançonneurs,
« pour se donner chez eux un air de grands seigneurs !

« — Dame, on dit que partout, vos titres héraldiques
« suggèrent à ces gens des désirs diaboliques,
« qui, pour vous imiter, montent sur leurs ergots,
« tant vos droits de seigneurs leur donnent des vertigos.
« Voilà, ce qu'a produit l'immunité de caste,
« qu'aux droits des plébéiens fait un si grand contraste !
« Mais j'aperçois partout de terribles conflits
« qui feront découvrir de vos cœurs les replis.

« Alors, les châtiments, reprenant leur empire,
« vous précipiteront au fond du *sombre Empire*,
« car vous ne comprendrez vos devoirs..., baron,
« qu'alors où vous serez dans la barque à Caron !
« Nos intérêts privés nous rendent versatiles,
« mais l'insuccès vous met au rang des inutiles.

« Maintenant, vous tous morts, que deviendront nos fils ?
« Seront-ils moissonnés par la faulx de Thémis,
« ou seront-ils enfouis sous un champ de bataille ?

« — Héloïse ! tais-toi ! Tiens ! sers-nous la volaille !
« N'appréhendons donc pas les malheurs à venir,
« dont nous saurons toujours fort bien les prévenir.
« Tiens ! parlons d'autre chose, et verse nous à boire !
« — Oui, car entre les mets, du fromage et la poire,
« je voudrais t'adresser un petit compliment
« pour orner le dessert d'un nouvel agrément.

Pendant l'absence des enfants, ayant besoin de sortir.

XXVI

« Te voilà, cher England, heureux comme un vrai prince,
« ayant des descendants, un domaine en province,
« un hôtel à la ville, et des chevaux fringants !
« Mais comment feras-tu parmi les élégants
« quand nous rencontrerons, de tes fils, les marraines,
« qui verront près de moi le fruit de tes fredaines ?

« Tiens ! une idée encor jaillit de mon cerveau :
« Tu vas faire élever tes fils dans un château.
« Je consens volontiers à payer ces dépenses,
« et par là, tu pourras sauver les apparences.

« Mais maman n'est pas noble, et j'exige de toi
« une lettre *placet* qui fera double emploi.
« Avec ce placet-là, sans avoir de livrées,
« maman viendrait me voir dans vos nobles soirées !

« — Jamais ! oh ! non, jamais ! tu n'obtiendras d'England
« ce titre armorié que notre *ordre* défend
« d'octroyer ce placet aux femmes roturières,
« qui pourraient divulguer nos actes nobiliaires.

« — Quoi ! tu dédaignerais l'épouse d'un Major !

« qui pour moi t'enleva de ta place au **Trésor**,
« où tu gagnais ton pain, dans cette sinécure,
« en lisant ton journal, en courant l'aventure,
« à travers les duels des grands bals d'Opéra,
« pour avoir cajolé.... Pomarée et Clara.

« Voilà les sentiments de vous tous, gens de race;
« vous roulez tout le monde et vous jouez d'audace.

« Tu n'es plus qu'un blasé, pétri de mille orgueils,
« pour avoir sautillé de succès en écueils!
« Puis, *usé* dans Paris, tu revins à Marseille,
« pour caresser ici... la fille et la bouteille.
« Et voilà mon époux! — Assez! assez! morbleu!
« — Du tout! car sans ma dot, de terre *franc-alleu*,
« Tu serais encor là... le *Bichon* d'Isabelle
« qui chaudement tenait si bien sous ton aisselle,
« que nul autre dandy n'osait la regarder,
« tant on connaissait bien ton moyen de plaider;
« mais, vois-tu, ce moyen est plus ou moins infâme!

« —Assez! assez! morgaine! oh! mon Dieu, quelle femme!

(Puis après avoir fait un demi-tour:)

« Aurait-elle juré de me faire damner
« par tous les dieux du Ciel, que j'ai dû profaner,
« pour l'aimer tendrement sans avilir ma secte,
« la race des Clovis, que j'adore et respecte.

« Ah! voilà les enfants, rentrant à point nommé,
« pour mettre fin, hélas! à ce complot tramé.

« — Non! d'England, ne crois pas que ton humble Héloïse
« puisse d'un vil complot y tramer l'entreprise.
« Mais pour te rappeler combien tu fus ingrat,
« Souviens-toi qu'Héloïse a chez elle un contrat! »

Après le café pris, on fit de la musique,
pour charmer les enfants par cet art *pianique*
devenu si commun, qu'il résonne en tous lieux,
et qu'on appelle enfin : l'instrument *tapoteux!*

XXVII

Le lendemain on vit partir à la campagne
Héloïse et les fils, que leur mère accompagne,
pour aller acheter un superbe château
qu'un notaire indiqua non loin de Mirabeau.
Les enfants, élevés sous les yeux de leur mère,
étaient aussi souvent visités par leur père,
car l'austère Héloïse, imposant son décret,
voulut que tout se fît dans l'ombre du secret.
Enfin, dans quelque temps, la grande Renommée
redira cette histoire à la classe opprimée,
pour montrer, par l'exemple, aux bons Européens,
les modernes vertus des vaillants PHOCÉENS !

EPILOGUE

XXVIII

Après cette lecture, Angèle alors réplique :
— Eh bien! bonne maman, ce récit historique
a dû te récréer par ses nobles accents ?
— Ah! oui, j'ai beaucoup ri. Mais aussi je me sens
pleine d'émotions, et je suis affaiblie
car j'ai compris l'esprit d'Héloïse anoblie,
dont le cœur plébéien est plus noble cent fois
que celui des barons, des princes et des rois...
— Eh bien! prends du repos, je vais cueillir des *simples*
pour te guérir encor par ces moyens si simples.
Ranime ton courage, et dans quelques moments,
je serai près de toi, pour calmer tes tourments.

XXIX

Elle fait, en partant, un gracieux sourire
à sa mère qui fut à l'instant sous l'*empire*
d'un rêve de bonheur!... et qui lui rappelait
d'ineffables douceurs,... d'un autre temps parfait.

Elle roule en sa tête un déluge d'idées!
Ses beaux châles de l'Inde et ses robes brodées
le reflètent alors dans ses sens assoupis,
et croit encor marcher sur ses pompeux tapis!

Pendant ces songes creux, sa fille Angèle arrive,
fait son infusion à dose révulsive,
sa présente à sa mère et lui dit : — Prends ceci,
car cette eau salutaire, en ton corps tout transi,
pourra régénérer ta santé défaillante,
et, dans huit jours d'ici, tu seras sémillante.
Aies confiance encore en ton ange gardien,
et crois bien que je suis, comme lui, ton soutien.

Alors, fort rassurée en sa fille chérie,
prend les sucs infusés qui déjà l'ont guérie
le matin où la mort arrivait à grands pas,

et transforma son être au moment du trépas.
Aussi la mère eut-elle une ample confiance
en sa fille, et lui dit : — Oh ! oui, la Providence,
en m'envoyant Angèle en mon humble taudis,
veut transformer ma ferme en un vrai paradis !

Maïs qui donc, mon bon ange, a pu t'indiquer l'herbe
dont la vertu magique et la saveur accrbe
régénèrent un être à l'instant de la mort,
et qu'au lieu de mourir, lui fait un nouveau sort ?

Pour répondre à sa mère, Angèle fit sur l'heure
un discours instructif pour toute âme majeure.
Puis reculant un peu, pour dire avec élan
les pouvoirs comparés de son orviétan :

XXX

Qui donc indique au chien la plante des broussailles
qui doit le délivrer de ses douleurs d'entrailles ?
Qui donc indique encore à nos fringants piverts
l'herbe qui fait casser les fontes et les fers ?
Car si l'on met en croix, sur leur nid, quelques tringles,
le pivert à bec fin, long comme quatre épingles,
va trouver l'antidote inconnu des humains,
et de l'herbe trouvée, il va poser les brins
sur ce fer obstructeur de son nid de famille,
puis écrase en tous sens ces feuilles, qu'il mordille,
pour répandre les sucs sur ce corps étranger
qui barre ainsi son nid et l'empêche d'entrer.

Soudain, le fer se brise en cinq ou six parcelles,
et son nid, libre alors de ces viles attelles,
lui permet d'exercer ses devoirs paternels,
à nourrir ses petits de *vers* substantiels.

Voilà, maman, les faits que j'ai lus dans un livre
d'un auteur méconnu par la *gent* qui se livre
à le contrecarrer dans ses nouveaux travaux,
et se voit ruiner par ses nombreux rivaux.

Mais tôt ou tard, vois-tu, la vertu persiflée
se fait jour à travers la docte muselée...

qui, surprise à son tour par la grandeur des faits,
se repent un peu tard de ses rustres méfaits.

Et toi, ne fus-tu pas quelquefois la victime
de vilains tours joués par cette ruse intime
qui vous oblige à croire aux quasis dévouements,
tant ils sont bien cachés sous de faux sentiments ?

A ces mots, Irénée, abattue, attristée
par mille souvenirs d'une époque agitée,
se ranime soudain en faîsant de grands pas,
dit à sa fille : — O tói ! qui sauve du trépas,
parles ! parles toujours ! car, vois-tu, ta parole
charme mon cœur, c'est vrai, mais aussi le désole
en faisant revenir, dans mon faible cerveau,
des rêves accablants qui creusent mon tombeau.

C'est le spectre des nuits, passant comme un fantôme,
qui, me momifiant, me transforme en atôme.
Ravissante, à vingt ans, je rêvais les grandeurs,
et me voici réduite aux plus durs des labeurs !

Alors j'étais meublée en brillant *palissandre*,
et j'éprouve à présent le désir de me PENDRE !
O malédiction des malheurs éprouvés
qui me mettent au rang des êtres réprouvés !

Voilà les résultats des pompeux gaspillages
qui punissent un jour les fiers enfantillages.

Emfin, je dois encor bénir le Créateur
de m'envoyer, par toi, l'ange consolateur
que j'ai tant désiré, dans cette métairie
où je dois terminer... le reste de ma vie...

XXXI

— Sois tranquille, maman, je saurai t'égayer
par mes chants et mes jeux, par mes soins du foyer,
que ton nouvel époux, enchanté de sa fille,
te comblera d'amour sans feinte et sans castille.
Et moi-même avec toi, par un commun accord,
nous pourrons protéger, contre le mauvais sort,
l'artiste en son labeur, le riche en sa souffrance,

l'orphelin malheureux plongé dans l'ignorance,
exploité par ceux-ci, méprisé par ceux-là,
abandonné de tous, pour ceci, pour cela,
mais sans articuler une raison plausible
sur son isolement bien incompréhensible.
Car pourquoi le bâtard, du monde, est-il proscrit ?

Il n'est pourtant pas né de l'oint du Saint-Esprit !
Enfin, viendra le jour où les *faiseurs* d'affaires
ne pourront plus gruger les veuves débonnaires,
ni les gens producteurs, lésés par mille *tours*
qu'on leur joue en tous lieux, sous forme de concours.
Car instruits par la loi, d'étude obligatoire,
ils seront protégés dans leur laboratoire
et dans leur vie intime... avec la liberté,
qui donne au monde, enfin, la gloire et l'équité !

Maintenant la faveur de toi que je réclame,
est de me seconder dans mon humble programme ;
à cultiver, maman, mes herbes avec art,
pour soulager les gens dans une égale part.
Puisque Dieu nous unit par la loi maternelle
et veut bien que je sois ta digne fille Angèle.

Que l'Éternel bénisse, et l'œuvre de mes mains,
et mon ardent désir d'être utile aux humains.

CONCLUSION

Verdict civique à prononcer.

Voilà, chers lecteurs, mon premier début publié de ce genre, un petit poëme fait à la hâte dans mes moments de loisirs.

Reste à savoir si l'auteur a bien rempli son programme.

J'ai voulu savoir si je pourrais aspirer un jour au titre de mécanicien littéraire; car la poésie est une véritable mécanique linguistique; en sens elliptique, bien entendu.

Dans ce style poétique et surtout à rimes croisées, il faut que la cadence rhythmique des vers alexandrins fonctionne alternativement en lecture comme font les deux bielles de piston d'une locomotive; puisque les vers doivent avoir le même nombre de pieds (syllabes).

Quand on possède bien les 14 règles de la poésie française, il faut exprimer sa pensée en décrivant une histoire attrayante, instructive et agréable à lire.

L'auteur doit procéder par tirade descriptive, formant un seul discours fait sur le même sujet, en expliquant une action mouvementée, et toujours en style élevé.

On dit : c'est la nature qui fait le poëte ; c'est possible, mais j'ai rencontré de bien modestes citoyens qui possédaient véritablement le feu sacré, mais ne connaissant nullement les règles de la poésie française, ni même leur langue que très-superficiellement, ils ne pouvaient rien faire de juste en poésie et, alors, ils abandonnaient ce sujet important pour se livrer à des futilités... pour ne pas désigner autre chose.

Or, l'éducation civique est donc à refaire entièrement.

Citoyens! il faut refondre nos institutions scolastiques qui sont détestablement mauvaises en tous points.

Et c'est ce que nous allons voir paraître l'année prochaine.

PARIS. — IMPRIMERIE LEBEBVRE, PASSAGE DU CAIRE, 87-89

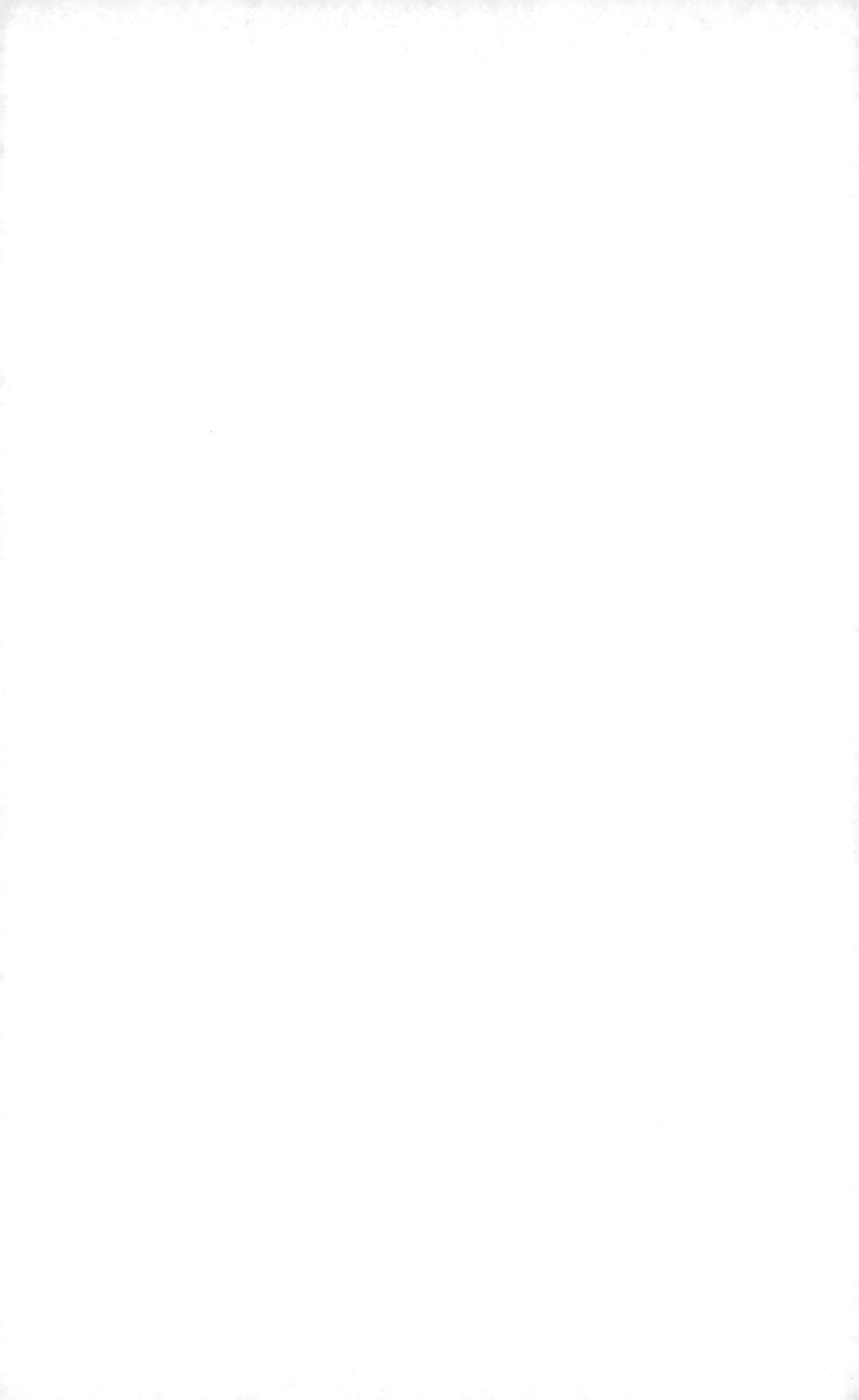

www.ingramcontent.com/pod-product-compliance
Lightning Source LLC
LaVergne TN
LVHW050452160826
845677LV00003B/743

* 9 7 8 2 3 2 9 6 7 3 1 8 9 *